延年益寿话

灵芝

王守东　姜　帆　王晓云　编著

人民卫生出版社
PEOPLE'S MEDICAL PUBLISHING HOUSE

图书在版编目（CIP）数据

延年益寿话灵芝/王守东等编著. —北京：人民卫生出版社，2010. 8

ISBN 978-7-117-12972-5

Ⅰ. ①延…　Ⅱ. ①王…　Ⅲ. ①灵芝-基本知识　Ⅳ. ①R282. 71

中国版本图书馆 CIP 数据核字（2010）第 093475 号

延年益寿话灵芝

编　　著：王守东　姜　帆　王晓云
出版发行：人民卫生出版社（中继线 010-59780011）
地　　址：北京市朝阳区潘家园南里 19 号
邮　　编：100021
E - mail：pmph @ pmph. com
购书热线：010-59787592　010-59787584　010-65264830
印　　刷：北京虎彩文化传播有限公司
经　　销：新华书店
开　　本：850×1168　1/32　**印张**：5　**插页**：8
字　　数：145 千字
版　　次：2010 年 8 月第 1 版　2025 年 12 月第 1 版第15次印刷
标准书号：ISBN 978-7-117-12972-5/R・12973
定　　价：23. 00 元
打击盗版举报电话：**010-59787491　E-mail：WQ @ pmph. com**
（凡属印装质量问题请与本社市场营销中心联系退换）

作者简介

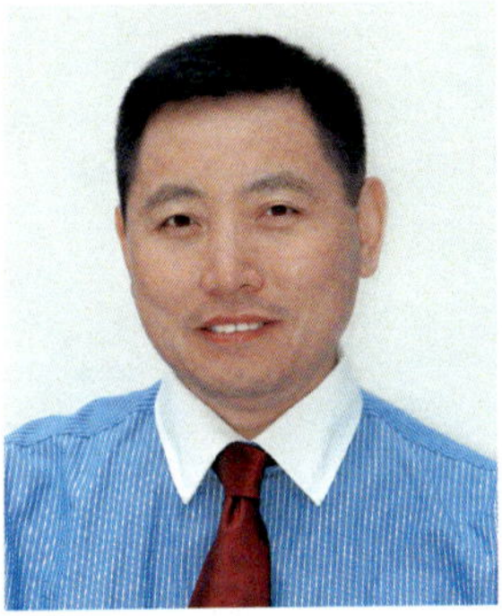

王守东，主任医师，教授，博士学位。1983年毕业于辽宁中医学院中医系，长期从事中医临床医疗和天然保健品的研发工作，两次破格晋升中级和高级医疗技术职称，20世纪90年代赴美，对推动“灵芝热”和倡导“整合医学”思想及弘扬中医药文化作出了贡献。

王守东教授是最早将灵芝产品成规模应用于癌症临床的专家之一，并参与美国食品和药品管理局（FDA）申报抗癌新药试验的程序工作等。在癌症的辅助治疗，如癌患的免疫调节、放化疗病人的增效减毒、防止肿瘤转移复发和减轻症状及延长生命等方面有丰富的临床经验。王守东教授还担任多个中国国家及国际性学术团体的要职等。

出版《中国针灸穴位辞典》、《中医骨伤科临床手册》等医学专著20多部，发表论文50余篇，出席国内外学术会议并演讲30余次，发明中医药产品10余项，多次荣获医学论文和天然健康产品发明奖。

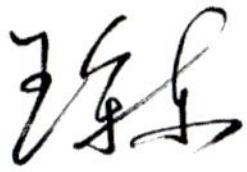

内容提要

本书共10章，分100个小题，以一题一解的方式介绍了灵芝的有关知识。内容包括灵芝的传说、破解灵芝、灵芝的价值与鉴别、吃灵芝的学问、历代对灵芝的评价、灵芝神奇功能的物质基础、灵芝的医学作用、灵芝对肿瘤情有独钟、灵芝是疑难杂症的克星、灵芝调补是一绝。书末配有精美的灵芝图片。

本书可供基层中医药人员阅读，也可供医学院校学生及灵芝爱好者参考。

序言

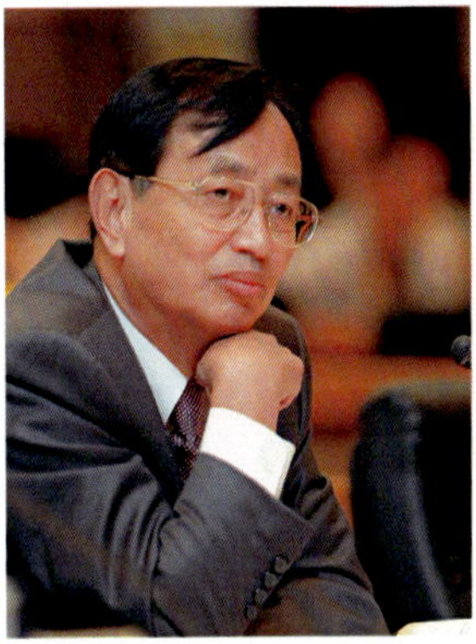

在福建中西医结合研究院成立五周年庆典暨2010学术年会上，我作了“中西医结合研究诠释灵芝的扶正固本功效”的学术报告。讨论报告时，王守东博士提出了针对性很强的问题，给我留下了深刻的印象。会后王博士把《延年益寿话灵芝》一书的电子版发给我请我审阅，并邀请我为此书写一篇序言。

阅过《延年益寿话灵芝》的文稿，初步印象是此书通过100个题目向读者介绍了灵芝的历史、文化、生物学知识、有效成分、药理作用和防病治病中的应用，兼顾科学性、普及性和趣味性。此书参考文献中列出的我主编的《灵芝的现代研究》(第3版)，全书近60万字，是供专业人员阅读的专著，须有一定专业基础方能读懂。而《延年益寿话灵芝》图文并茂，通俗易懂，可让更多人了解灵芝的医药保健知识，并将其用于防病治病。

我从事灵芝的现代研究已近40年，主要是中西医结合研究灵芝的药理作用及作用机制，也兼顾一些灵芝的有效成分和临床研究，在国内外学术期刊发表了近百篇有关灵芝研究的学术论文。还在美国、日本、韩国、法国、俄罗斯、德国、新西兰、印度尼西亚、马来西亚等国及我国台湾、香港召开的学术会议上作过有关灵芝药理和临床研究的学术报告，受到国内外学术界的瞩目。我也十分重视国内外灵芝研究的动态，如今，除我国（包括香港、台湾）之外，日本、韩国、美国、加拿大、新西兰、斯洛文尼亚、泰国、印度、印度尼西亚等许多国家均有学者研究灵芝的生物学特性、化学成分、产品开发、药理作用和临床应用等。特别是重视研究灵芝的免疫调节作用与抗肿瘤作用及其机制，这一趋势值得我们重视。

从2000余年前的《神农本草经》至今，灵芝这一株中医药宝库中的奇葩久盛不衰，其原因就是它在防病治病中的有效性，如灵芝对慢性支气管炎哮喘、神经衰弱失眠、高血压病、高脂血症、糖尿病、肝炎、白细胞减少症、肿瘤、毒蘑菇中毒等有较好的治疗或辅助治疗作用。从科学地理解传统医学的层面上看问题，最重要的就是其有效性，有效就是科学，在此前提下再去研究其为什么有效。而灵芝的药理研究已为其防治前述疾病的有效性提供了一系列理论根据，在《延年益寿话灵芝》书中也有一些简要介绍。

我曾在许多场合强调灵芝的临床研究，特别是符合“良好临床规范”（GCP）要求的临床研究，这是证明灵芝有效性的重要工作。然而，我们也要重视应用灵芝的个例经验总结。近年来，有机会在会议或科普活动中接触到大量服用灵芝的患者，听到许多患者讲述应用灵芝防治疾病的体会与经验，如灵芝减轻或防止肿瘤化学治疗患者的白细胞减少和胃肠道反应，提高患者生活质量，延长生命等；灵芝增强抗高血压药的降压作用，减少抗高血压药的用量，甚至有些高血压病患者停用抗高血压药，单用灵芝依然能控制血压；灵芝与降血糖药合用，增强降血糖药对糖尿病患者的降血糖作用，改善患者的症状，也有一些病例减少或停用降糖药后单用灵芝仍能保持降糖疗效；灵芝对病毒性肝炎患者有显著的保肝和改善症状疗效；更多的服用灵芝者则谈到灵芝能显著改善睡眠、增强体力、防止流行性感冒等。

《延年益寿话灵芝》一书的作者在书中也介绍了在美国应用灵芝有效的许多个例报告，特别是灵芝抗肿瘤的典型有效病例。那么究竟如何评价这些个例的疗效和经验呢？中医诊治疾病强调“辨证论治”，即根据每个病人的具体病情进行治疗，处方用药因人而异，这就是现代医学越来越重视的“个体化治疗”原则。这些病例，几乎都是经过具有权威性医院明确诊断，根据自己的病情个体化用药，每个人都在用灵芝过程中找到自己的有效剂量和疗程，并随时调整用法，最终经医院的客观疗效评价标准判断为有效。可见，为提高灵芝的防病治病效果，采用个体化的用药方案是十分重要的。如能在医生的指导下，进行灵芝的个体化用药并加以总结，则更为科学。

1996年我曾给《健康报》撰文“灵芝：古今评说”，在文中我谈到“科学的研究灵芝，合理的应用灵芝和正确的评价灵芝，应是医药学界学者的重要任务”。时隔十余年，这仍是学术界和业界应予重视的。

衷心感谢作者为推广灵芝合理应用所作的贡献，也盼望《延年益寿话灵芝》给读者带来吉祥如意和健康！

北京大学医学部教授 林志彬

2010年6月26日于北京

前言

两千多年前《神农本草经》就对灵芝有了详细的记载，认为灵芝“久食轻身不老延年神仙”，称其为“仙草”、“瑞草”，是“毒虫不加，猛兽不犯，恶气不行，众妖并避”的仙药，因此几千年来在人们心中演绎着一个古老而神秘的传说。

要写灵芝的萌动是十几年前纽约大学的一则病例引发的，当时在我心里深深埋下了这粒《延年益寿话灵芝》的孢子（可以想象是相当灵芝种子，但它不是种子，因为它是菌类），那是一位世界级的中年犹太计算机教授，他是一位晚期肝癌患者，邀我出诊时已经面黄如蜡、骨瘦如柴、腹大如鼓，双脚肿胀得即便是拖鞋也穿不进，浑身上下还插了不少管子，呼吸微弱，半躺在床上。病人的太太告诉我，哈佛大学、普林斯顿、史隆凯瑟琳及本院的专家都看过他先生了，诊断结论是一样的，均让尽快写遗嘱准备后事吧！他太太恳请我们能多给他丈夫一些时间和少一点痛苦。当时灵芝孢子粉刚刚传到美国，我为了鼓励病人就大着胆子说，我带来了中国几千年来沿用至今的仙草——灵芝，它可以救命。这样说是为了给病人一个“暗示”，希望他不要被大医院的诊断吓倒。其实我心里也发虚，因为当时的确没有太多的经验，何况在美国看病是要实话实说的，否则要承担法律责任。就这样硬着头皮给他用了灵芝孢子粉。时间过去了一个月，曾经是他的一位哈佛主治医生，打电话到他家里，原准备要安慰病人的妻子几句，可是接听电话的却是患者本人，病人告诉他，他服用灵芝后，病情好转，现在可以下床活动了。后来这位病人虽说也故去了，但确实比权威的预期多生存了相当长的一段时间。从此我就更加深入地研究灵芝的临床应用。孢子的发芽，是五年前一位来自纽约康奈尔大学医学院消化系的临床医生，50岁，患有晚期胰腺癌，他是慕名而来，当时表示不要做任何化疗放疗，只接受灵芝治疗。他本身是国际顶尖医学院的这方面的专家，他告诉我，如果他接受化疗可能会多存活三十几天，但他不想接受化疗的毒副作用对生活的影响，他的太太也支持丈夫的想法。就这样病人只接受灵芝的单纯治疗，比预期多生存了近一年的时间，有大半年的时间还一直在实验室工作。这位患者用自己生命来做的试验，至今想起来仍让我感到震撼，也更加坚定我研究和使用灵芝的信心。后来，我除了给肿瘤患者使用灵芝外，还在呼吸系统、循环系统、免疫系统、神经系统等疾病上广泛使用之，都收到了好的效果。更重要的是近些年来，在日本、巴西、美国和欧洲等许多地方都掀起了一股“灵芝热”，灵芝的研究和应用达到了相当高的水平，《延年益寿话灵芝》也正是在这个时候奉献给了大家。

本书在编写过程中，得到了各方面的支持和帮助，首先要感谢的当然是被人们尊称为我国灵芝现代研究之父的北京大学医学部林志彬教授。他曾任北京医科大学副校长，北京医科大学基础医学院副院长兼基础医学研究所所长、药理学系主任，卫生部药学专家咨询委员会副主任，国家新药研究与开发专家委员会委员，国家自然科学基金会药物药理学科评审组成员等。现任北京大学医学部基础医学院教授，俄罗斯彼尔姆药学院名誉教授，中国科学技术协会全国委员会委员，国际药理学联合会(IUPHAR)执委会委员，东南亚西太平洋地区药理学家联盟（SEAWP）执委会委员，中国药理学会名誉理事长，国家药典委员会委员，国家药品审评专家，中国食用菌协会副会长，《中国药理学通报》副主编，《Pharmacological Research》（Italy）编委、《Acta Pharmacologica Sinica》、《The Journal of Applied Pharmacology》（Korea）顾问编委，国际灵芝研究会主席等。还先后在美国芝加哥伊利诺斯大学和香港大学做访问学者访问教授。他长期从事中西药物的药理作用和作用机制研究，并参与许多新药与保健品的研发。近年来采用现代科技方法研究中药灵芝及其有效成分的免疫调节作用、抗肿瘤作用、抗糖尿病作用和抗衰老作用及其机制等，取得了具有推动性和前瞻性的重要进展。在本书的编写过程中我们拜读参考和大量引用了林教授的《灵芝现代研究》系列著作和研究报告内容，使我们特别感动的是林教授对本书的严谨的审阅并提出了指导性意见，还在百忙之中为本书作序，来鼓励和鞭策我们的工作。

我们还要感谢世界灵芝协会(筹)加拿大发明家、实业家邵志成先生，资深策划人崔晓东先生提供了大量珍贵的灵芝标本的图片；感谢韦贵康、孙树椿、董福慧、王和鸣、宋一同、杨海韵等教授的帮助和提供资料。特别是本书的出版得到了人民卫生出版社社长胡国臣总编辑的支持和关心，还有编辑郝胜利女士的精心策划和指导。我更要诚挚地感谢我的患者们，他们也是我的良师，是他们的身体甚至是生命使我总结出了更多的宝贵临床经验！我还要感谢发展灵芝事业的学者和企业家们，还要感谢每一位读者，谢谢你们用宝贵的时间来阅读。由于水平所限，此书的编写还存在着许多不妥甚至是错误之处，请大家不吝赐教。

亲爱的朋友们，用通俗简洁、问题解答方式写这本介绍灵芝的书，是我在多年研究和使用灵芝过程中的愿望，现在《延年益寿话灵芝》这本书终于和大家见面了，希望此书能让您正确了解灵芝在保健治疗、延年益寿及抗肿瘤等方面的功效，不宜将灵芝视为救命的万灵仙丹。破除迷信、科学认识才是我们的正确选择，以免贻误病情和影响健康。当您读完了这本书，就揭开了灵芝的神秘面纱；您读懂了，正确应用了，灵芝的预防保健康复作用就带回家了，这也是笔者写此书的目的。

愿这本书带给大家的是轻松快乐、健康和长寿！

2010年3月28日于纽约

目 录

第一章　灵芝的传说

第二章　破解灵芝

第三章　灵芝的价值与鉴别

第四章　吃灵芝的学问

第五章　历代对灵芝的评价

第六章　灵芝神奇功能的物质基础

第七章　灵芝的医学作用

第八章　灵芝对肿瘤情有独钟

第一章 灵芝的传说

1. 传说灵芝

灵芝的名字是由《山海经》中的一个传说而来的，这个美丽动人的传说讲述了我们的祖先炎帝有个美丽善良的女儿，名叫瑶姬，炎帝很宠爱这个女儿，但可惜的是瑶姬在很小的时候就死了，死后她的灵魂化作仙草——灵芝，有诗为证："帝之季女，名曰瑶姬。未行先亡，封于巫山之台。精魂为草，实曰灵芝。"

我们耳熟能详的白娘子盗仙草救夫的故事，是说有条白蛇经过千年的修炼，终于得道成仙修成人形，她来到人间，爱上了书生许仙，并与之结为夫妻，但在端午节这天，受不了酷热和雄黄药酒的力量，现出了原形，吓死了夫君许仙，恢复人形后的白娘子悲痛欲绝，发誓一定要救活丈夫许仙。她听说峨眉山长有一种仙草——灵芝，能让人起死回生，她不畏艰险，只身来到千里之外的峨眉山，盗得救命的仙草——灵芝，救活了许仙。

在我国古代传说中，有三座神山，分别为蓬莱、瀛洲、方丈，在这三座神山上住着长生不老的神仙，神仙之所以长生不老，是因为在这三座神山上遍地都是灵芝，他们每日以灵芝为食，所以才会长生不老。"仙家数十万，耕田种芝草，课计顷亩，如种稻状"，说的就是种灵芝的景象。

传说在秦朝时期，在阳谷县有一个读书人名叫郭淮，他精通医术，常为周围的穷苦老百姓看病，在当地是一位受人尊敬的读书人，但在秦始皇的焚书坑儒运动中被杀害了。玉皇大帝不满秦始皇的暴政，怜悯郭淮的仁义，于是就派一只神鸟衔来了灵芝，救活了郭淮。秦始皇听说这件事后，为了求得这种长生不死的神药，就派徐福带领三千童男童女，乘着大船浩浩荡荡远航神山寻找仙药，结果神山没有找到，更不用提仙草了，这些人惧怕回来后秦始皇将他们杀死，就留在了日本，现在日本还能看到徐福登陆的遗址。

据史书《汉书武帝记》记载，汉武帝即位第三年，甘泉宫年久失修，栋梁腐朽而滋生灵芝，被称为吉兆。大臣便借机歌颂皇帝的功德，说感动天地，使灵芝降生宫廷。为巩固统治地位，汉武帝于是欢宴群臣，大赦天下，并作灵芝诗，以表武帝德政所致。此后，皇帝便降旨要百姓每年向朝廷进贡灵芝，民间一旦发现灵芝就立刻呈献皇帝，皇帝则颁发大赦令，并重赏呈献者。从此，灵芝被称为天下吉祥太平的神草和祥瑞。

宋代王安石在《芝阁赋》中记述了当朝逼迫民众寻找灵芝的情景："大臣穷搜远采，山农野老攀援狙木弋，以上至不测之所不通，下溪涧壑谷。"

白居易在《长恨歌》中描绘了唐玄宗对杨贵妃的百般宠爱。当时唐玄宗五十五岁，杨贵妃二十二岁，二人相恋缠绵长达十多年，就是因为唐玄宗长期食用杨贵妃哥哥杨国忠所献灵芝的缘故，杨国忠因此被封为宰相。

有关灵芝的传说还有很多很多，这说明了灵芝在古人心目中的崇高地位。

2. 诗人笔下的灵芝

诗人用他们的笔，倾尽一切美好的词汇赞美灵芝，将灵芝寓为高贵、吉祥、美好、长寿的象征。如三国时诗人曹植的《灵芝篇》："灵芝生王地，朱草被洛滨，荣华相晃耀，光彩晔若神"；汉乐府民歌《长歌行》："仙人骑白鹿，发短耳何长。导我上泰华，揽芝获赤幢。来到主人门，奉药一玉箱。主人服此药，身体日康强。发白复又黑，延年寿命长。"记述了服用灵芝后头发变黑的事，说明了灵芝延年益寿的作用；楚国大诗人屈原的《九歌·山鬼》：“采三秀兮于山间，石磊磊兮葛蔓蔓”，其中的三秀即为灵芝。

我国诗人郭沫若先生在1958年闻听一药农在黄山采到一鹿角形状的灵芝而欣然赋诗：

狮子峰头灵芝草，离地六十多丈高。
采灵仙人究为谁？黄山药农杨姓老。
芝高四十九公分，枝茎处处有斑纹。
根部如髹光夺目，乳白青绿间紫金。
赤如珊瑚有光辉，定为肉芝最珍贵。
视为祥瑞不足奇，如今遍在皆祥瑞。
出现灵芝实草因，兽中早已出麒麟。
草木虫鱼同解放，社会主义庆长春。

3.灵芝的寓意

灵芝是吉祥如意的象征，它作为中国历史上特有的祥瑞物，影响极为深远和广泛，在中国文化中的地位甚至超越了其在医药上的地位，影响了宗教、医药学、文学、建筑学、戏曲艺术等诸多学科。儒家更是把灵芝菌盖上的一轮轮云状环形纹认为是祥瑞的代表，被称为“瑞征”或“庆云”，被古人看做是吉祥的图案。在我国许多古刹寺庙、古建筑、亭台楼阁、古典服饰、传统生活用具，以及出土的大量文物上都能看到绘有这种庆云图，都能发现有关灵芝“如意”的形象。天安门前华表上的图案也刻有庆云图，祥云就是由灵芝演化而来的。“玉如意”的头部也是庆云图，寓意“吉祥如意”。所以古代帝王家保存灵芝（赤）代表君主万寿无疆，名流之士门前悬挂灵芝代表吉祥如意。就连神话传说中麻姑给西王母娘娘祝寿所献寿礼，就是用灵芝酿造的美酒。

历来传奇野史里无不将灵芝视为起死回生、延年益寿的仙药，

《列子汤问》曰：“煮百沸其味清芳，饮之目明、脑清、心静、肾坚，乃宝物也。”

在我国的养生文化中，灵芝被视为仙药中的上品，是服食可以“与天同期”的长生不老之药。道家在服食灵芝、追求长生不老的过程中丰富了对灵芝的认识，形成了以养生为主的道家医学。我国的道教代表人物，葛洪、陶弘景、孙思邈等都很重视对灵芝的研究。

佛教自唐朝由印度传入中国后，古人按照当时的心愿，让佛手持灵芝如意，这可以说是东西方文化交流和相互影响，表现在灵芝方面的典型例证。

1979年英国出版的《蘑菇百科全书》（The Encyclopedia of Mushrooms）中，刊载了选自葛洪《抱朴子》中的一幅图画，画中一位老人腰间束带灵芝瑞草，悠然自得。

如果你对灵芝感兴趣，为了讨个好兆头，可到花市去购置一盆灵芝，放在室内做陈设，灵芝盆栽养护非常简单，既不需要浇水、施肥，也不需要见阳光，只需每隔几天用湿布擦抹灵芝子实体表面黏附的纤尘，就会还其本来的鲜艳色彩。如果您想让灵芝子实体表面更加新鲜光亮，可选用植物油，如核桃油、菜子油等擦抹，可使灵芝变得光洁鲜亮。灵芝子实体上会有蛀虫发生，所以每隔一至二年要给予一次杀虫消毒处理。

灵芝还是赠送亲朋好友的最佳礼品，《华盛顿邮报》曾报道：中国政协主席贾庆林在会见美国前总统老布什时，赠送给他一公斤灵芝孢子粉，并祝他身体安康。

第二章 破解灵芝

现在以日本、美国等为代表的许多国家正在掀起一股“灵芝热”，即提倡多食用健康食品——灵芝，以达到延年益寿的目的。

灵芝是什么？它的形态与内部构造是怎样的？为什么灵芝是一种受大众欢迎的健康食品？在本章你将会一一了解。

过去受社会条件的限制，人们很难采集到灵芝，所以灵芝成了帝王家的专宠，高居庙堂之上。20世纪70年代，我国人工种植灵芝获得成功，极大地促进了灵芝产业的发展，使灵芝产量增加，加之灵芝孢子破壁技术的应用，灵芝的加工工艺得到了飞速的提高，昔日的神药仙草灵芝终于走进了寻常百姓家。经过近几十年对灵芝的有效成分、药理作用的系统研究，灵芝的抗肿瘤、免疫调节作用在临床上都得到了验证，我国的灵芝开发已处于国际先进水平。

我们过去所说的灵芝，指的都是灵芝子实体，由于灵芝孢子破壁技术的应用，现在还包括灵芝孢子，经过破壁后的灵芝孢子大大地提高了人体吸收、利用的性能。因其具有极好的扶正固本、预防疾病、强身健体的功效，而风靡日本、韩国、欧美、东南亚和我国台湾等地，他们多将灵芝当作每日必服的延年益寿补品。

科学实验也已经证明灵芝的确没有毒副作用，久服可以延年益寿，是一种既可以药用，又可以食用的仙草。

灵芝作为药用，古代认为有益心气、安精魂、坚筋骨、好颜色等功效，主治神经衰弱、头昏失眠和虚劳咳嗽等症。据现代医学研究报道，灵芝有消炎、镇痛、抗菌、提高免疫力、解毒、利尿、净血等多种功效，对癌症、心脑血管疾病、肠胃病、白血病、神经衰弱、慢性支气管炎等多种疾病都有一定的疗效。灵芝作为健康食品，能强化人体免疫系统，提高对疾病的抵抗力，还能抑制癌细胞，促进新陈代谢，有健身、美容和延缓衰老的作用。

灵芝是一种坚硬、多孢子和微带苦涩的菌类植物，一般生长在湿度高且光线昏暗的山林中，主要生长在腐树或是其树木的根部，它不是植物，而是真菌，它自身不能进行光合作用，只能从其他有机物或是腐树中摄取养料。灵芝到了成熟期时就会喷出粉状的孢子，从而进行繁殖。现在野生的灵芝已经很少见，且质量不容易控制。目前市场上大部分灵芝都是人工种植的，以中国海南岛产量最多，菌种最丰富。

4.灵芝是一种真菌

灵芝Lingzhi Ganoderma本品为多孔菌科真菌赤芝*Ganoderma lucidum*（Leyss.ex Fr.）Karst.或紫芝*Ganoderma sinense* Zhao，Xu et Zhang的干燥子实体。全年采收，除去杂质，剪除附有朽木、泥沙或培养基质的下端菌柄，阴干或在40～50℃烘干。

【性状】

赤芝 外形呈伞状，菌盖肾形、半圆形或近圆形，直径10～18厘米，厚1～2厘米。皮壳坚硬，黄褐色至红褐色，有光泽，具环状棱纹和辐射状皱纹，边缘薄而平截，常稍内卷。菌肉白色至淡棕色。菌柄圆柱形，侧生，少偏生，长7～15厘米，直径1～3.5厘米，红褐色至紫褐色，光亮。孢子细小，黄褐色。气微香，味苦涩。

紫芝 皮壳紫黑色，有漆样光泽。菌肉锈褐色。菌柄长17～23厘米。

栽培品 子实体较粗壮、肥厚，直径12～22厘米，厚1.5～4厘米。皮壳外常被有大量粉尘样的黄褐色孢子。

【鉴别】

(1) 本品粉末呈浅棕色、棕褐色至紫褐色。菌丝散在或粘结成团，无色或淡棕色，细长，稍弯曲，有分枝，直径2.5～6.5微米。孢子褐色，卵形，顶端平截，外壁无色，内壁有疣状突起，长8～12微米，宽5～8微米。

(2) 取本品粉末2克，加乙醇30毫升，加热回流30分钟，滤过，滤液蒸干，残渣加甲醇2毫升使溶解，作为供试品溶液。另取灵芝对照药材2克，同法制成对照药材溶液。照薄层色谱法试验，吸取上述两种溶液各4微升，分别点于同一硅胶G薄层板上，以石油醚（60～90℃）-甲酸乙酯-甲酸（15∶5∶1）的上层溶液为展开剂，展开，取出，晾干，置紫外光灯（365纳米）下检视。供试品色谱中，在与对照药材色谱相应的位置上，显相同颜色的荧光斑点。

【检查】

水分 照水分测定法测定，不得过17.0%。

总灰分 不得超过3.2%。

酸不溶性灰分 不得过0.5%。

【浸出物】

照水溶性浸出物测定法项下的热浸法测定，不得少于3.0%。

【含量测定】

对照品溶液的制备 精密称取105℃干燥至恒重的葡萄糖对照品适量，加水制成每1毫升含0.1毫克的溶液，即得。

标准曲线的制备 分别精密吸取对照溶液0.2毫升、0.4毫升、0.6毫升、0.8毫升、1.0毫升、1.2毫升，置10毫升具塞试管中，加水至2.0毫升，精密加入硫酸蒽酮溶液（精密称取蒽酮0.1克，加80%的硫酸溶液100毫升使溶解，摇匀）6毫升，摇匀，置水浴中加热15分钟，取出，放入冰浴中冷却15分钟，以相应的试剂为空白，照紫外线可见分光光度法，在625纳米波长处测定吸光度，以吸光度为纵坐标，浓度为横坐标，绘制标准曲线。

供试品溶液的制备 取本品粉末2克，精密测定，置索氏提取器中，加水90毫升，电加热器加热回流提取至提取液无色，提取液转移至100毫升量瓶，加水稀释至刻度，摇匀，精密量取10毫升，加入乙醇150毫升，摇匀，4℃放置12小时，取出，离心，倾去上清液，沉淀加水溶解并转移至50毫升量瓶中，加水稀释至刻度，摇匀，即得。

测定法 精密同量取供试品溶液2毫升，置10毫升具塞试管中，照标准曲线制备项下的方法，自“精密加入硫酸蒽酮6毫升”起，依法测定吸光度，从标准曲线上读出供试品溶液中含葡萄糖的重量（毫克），计算，即得。

本品按干燥品计算，含灵芝多糖以无水葡萄糖（$C_6H_{12}O_6$）计，不得少于0.50%。

【性味与归经】

甘，平。归心、肺、肝、肾经。

【功能与主治】

补气安神，止咳平喘。用于眩晕不眠，心悸气短，虚劳咳喘。

【用法与用量】

6～12g

【贮藏】

置干燥处，防霉，防蛀。

5.灵芝的形状及特征

自然界赐给我们的芝菌是一个品种繁多的大家族，仅在中国就有100多个品种，全世界有200多个品种。在这个大家族中灵芝的长相不但存在着巨大的差异，就连它们的成分也是不同的，其中绝大多数的灵芝都是没有药用价值，也不可以食用。

我们现在把所有的芝菌都称之为灵芝，这与古人所指的灵芝是根本不同的，古人所定义的灵芝，是指既可食用，又能入药的芝菌。

灵芝有两个方面的含义，从广义方面理解，灵芝是指整个灵芝科的所有种类；从狭义方面理解，灵芝科中的赤芝才是我们今天所说的灵芝。因为灵芝科中的赤芝是最常见的品种，所以被人们习惯称为灵芝，我们也认同了赤芝等于灵芝的说法。目前关于灵芝的开发基本上都是以赤芝为研究对象。

灵芝是一种真菌，大多一年生，可多次采收，也有多年生的(如树舌灵芝)。灵芝属担子菌亚门、层菌纲、多孔菌科、灵芝亚科。现在采用的是赵继鼎等人在《中国真菌志》(2000年）第18卷中采用的分类系统，灵芝亚科真菌共有四个属，即灵芝属、假芝属、鸡冠孢芝属、网孢芝属。

灵芝的外形呈伞状，菌盖呈肾形、半圆形或近圆形，也有其他不规则形状的，小的直径有3～4厘米，大的可达30～50厘米或更大，菌柄圆柱形，侧生，少偏生。灵芝从菌蕾形成到喷射孢子一般需要30～60天。灵芝孢子细小，黄褐色、双层壁有气孔、坚硬，孢子内有1～2个油滴，孢子油大部分为不饱和脂肪酸。灵芝有别于高等植物，无根、茎、叶，不能进行光合作用，其营养来源为菌丝体吸收腐土中的营养成分。

我们所说的灵芝多为赤芝和紫芝，为多孔菌科真菌赤芝 *Ganoderma lucidum*（Leyss.ex Fr.）Karst．或紫芝 *Ganoderma sinense* Zhao，Xu et Zhang 的干燥子实体。

赤芝外形呈伞状，菌盖肾形、半圆形或近圆形，直径10～18厘米，厚1～2厘米。皮壳坚硬，黄褐色至红褐色，有光泽，具环状棱纹和辐射状皱纹，边缘薄而平截，常稍内卷。菌肉白色至淡棕色。菌柄圆柱形，侧生，少偏生，长7～15厘米，直径1～3.5厘米，红褐色至紫褐色，光亮。孢子细小，黄褐色。气微香，味苦涩。紫芝皮壳紫黑色，有漆样光泽，菌肉锈褐色，菌柄长17～23厘米。

野生灵芝大都长在枯死的木头或土中的死树根上。人工栽培时可用椴木或代料栽培（锯末子、棉子壳、麸皮、糠、秸秆）等为原料。无论灵芝是野生的还是人工栽培的，它们的基本成分没有多大区别。

6. 灵芝的种类及分布

灵芝的外观由菌伞及菌柄构成，依色泽分成赤、黄、白、青、黑、紫六种，真正具有药理作用，并大量栽培的只有赤芝，我们日常所说的也都指赤芝。灵芝的有效成分85%集中于菌伞，故一般鹿角灵芝有效成分较少。

全世界有200多个灵芝品种被描述与记载，主要分布在亚洲、澳洲、非洲及美洲的热带及亚热带，少数分布于温带。地处北半球温带的欧洲仅有灵芝属4种，而北美洲大约有5种。我国地跨热带至寒温带，全国大部分省都有灵芝生长，灵芝科种类多而分布广，已知的有100多个品种。

灵芝生长发育受气候因素（温度与湿度）、光照、腐朽枯木等因素的影响，其中气候因素是影响灵芝科真菌生长和发育的最主要条件。

我国灵芝类真菌自然分布的总特点是东南部多而西北部少。如果从东北部的大兴安岭向南方向至西藏东南部画一条斜线，便可将灵芝的分布划分为迥然不同的两大区，正好说明灵芝科种类的分布与我国的地形地貌、生态环境相吻合。目前已知此条线以西由于干旱或高寒等原因，缺乏灵芝繁殖生长的天然条件，只分布有树舌（Ganoderma applanatum）和灵芝（G. lucidum）两种。在青海、新疆和宁夏几乎没有发现常见的灵芝（赤芝）。将这条线以东地区，根据南北气候及植被类型变化以及灵芝种类变化，可划分为三个分布区：

（1）在热带分布区，分布范围大致在南岭以南的两广、福建和台湾南部以及海南、香港地区，还包括云南西双版纳和西藏的东南部地区。在这些地区的热带季雨林区具有代表性的是热带灵芝（Ganoderma tropicum）、喜热灵芝（G.calidophilum）、弯柄灵芝（G.flexipes）、无柄灵芝（G.resinaceum）、薄树芝（G.capense）、背柄灵芝（G.cochlear）、胶纹灵芝（G.koningsbergii）、黄孔灵芝（G.oroflavum）、紫光灵芝（G.valesiaum）、黑肉假芝（Amauroderma niger）、皱盖假芝（A.ruda）、咖啡网孢芝（Humphreya coffeatum）、长柄鸡冠孢芝（Haddowia longipes）。其他还有海南灵芝（G.hainanense）、黑灵芝（G.atrum）、黄灵芝（G.multiplicatum）、大圆灵芝（G.rotundatum）、茶病灵芝（G.theaecolum）、黄褐灵芝（G.fulvellum）、大孔灵芝（G.magniporum）、黄边灵芝（G.luteomarginatum）、赭漆灵芝（G.ochrolaccatum）、有柄树舌（G.gibbosum）、橡胶树舌（G.philippii）、三角状树舌（G.triangulatum）、南方灵芝（G.australe）、大孔假芝（Amauroderma bataanense）、黑漆假芝（A.exile）、粗柄假芝（A.elmerianum）及二孢假芝（A.subresinosum）等，共计有66种，占已知灵芝总数的66%。在该区还发现了大量灵芝的新种。

（2）在亚热带分布区，大致包括南岭以北至秦岭之间的长江中下游地区。在该区常绿阔叶林区具有代表性的是紫芝（Ganoderma sinensis）、长孢灵芝（G.boninense）、灵芝（G.lucidum）、四川灵芝（G.sichuanense）、小孔栗褐灵芝（G.dahlii）、硬孔灵芝（G.duropora）、拱状灵芝（G.fornicatum）、无柄紫芝（G.mastoporum）、华中灵芝（G.mediosinense）、褐树舌（G.brownii）、层迭树舌（G.lobatum）、福建假芝（Amau-roderma fujianense）、假芝（A.rugosum）、江西假芝（A.jiangxiense）、耳匙状假芝（A.auriscalpium）、小孢灵芝（G.microsporum）、黑假芝（A.niger）等，共计25种，占灵芝类总数的25%。其中以灵芝和紫芝分布较广泛。另外此区域是我国灵芝类南北分布的过渡地带。

（3）在温带分布区，其范围包括秦岭向东北至大小兴安岭。其中以辽宁南部及华北落叶阔叶林区又属暖温带，辽宁以北即广大的东北地区为主是中温带，兴安岭区属寒温带针叶林区，目前在区内仅分布灵芝属的松杉树芝（Ganoderma tsugae）、灵芝（G.lucidum）、树舌（G.applanatum）、伞状灵芝（G.subumbraculum）和蒙古灵芝（G.mongolicum）。

树舌和灵芝是我国分布最广泛的两个种，树舌分布27个省区，而灵芝分布19个省区。蒙古灵芝原发现于河北省北部，在内蒙古北部的大兴安岭附近亦有分布。目前人工栽培的种类中，除了灵芝（赤芝）外，松杉树芝质量最佳，在韩国、日本及中国台湾省人工栽培产量大而普遍。我国目前人工生产最多的主要是以上两种，其次是密纹薄芝（G.tenue），紫芝产量低而不广泛。在我国已知的种类中，目前驯化栽培而知其名称的还不到10%，可见从野生种类中驯化优良生产菌种具有潜力很大。

7.灵芝不同部位的称谓

我们常听说灵芝菌丝体、子实体、孢子这些名称，但它们都是哪个部位，您可能不太了解吧？让我来告诉您，深入到树木或培养基中的白色菌丝称为菌丝体，它能吸收并分泌多种酶，分解各种有机物，获得营养，供灵芝生长发育；地上的部分称为子实体，就是我们常说的灵芝，子实体一般经过30～60天的发育就成熟了；成熟后的灵芝子实体由菌肉下面至腹面的菌管中喷射孢子，孢子很小，每一克孢子约有4亿～5亿个孢子。

灵芝从孢子萌发开始，经过单核的初级阶段、双核的次级菌丝和三级菌丝，形成子实体，产生新一代的担子和担孢子的过程就是灵芝的生活史。现将其分为6个阶段简述。

（1）分布在灵芝菌管壁上的担子将成熟担孢子弹射出去。

（2）担孢子萌发产生芽管1至多条，每条芽管内含有多个细胞核；后来产生横隔，每个细胞内只保留一个核，形成初级菌丝。

（3）两条异质的初级菌丝相融合、完成质配，形成次级菌丝。

（4）次级菌丝在基质内生长，形成菌丝体。

（5）菌丝体出现分化，形成子实体原基，由原基发育成子实体。

（6）子实体的子实层上的担子内进行核配、减数分裂，最后产生四个担孢子。

我们所说的灵芝多为赤芝和紫芝的子实体。

8. 灵芝孢子是怎样长成灵芝的

灵芝细胞形如丝线状，故而被称做菌丝。生长在朽木或人工培养基中的菌丝体与生长在朽木或培养基等基质上的子实体，都是由真菌细胞——菌丝组成的。组成灵芝菌丝体的菌丝依其形态和来源可以分为三级，即初级菌丝、次级菌丝、三级菌丝。那么让我们看看小小的孢子是怎样发育为灵芝的。

灵芝担孢子萌发时产生的一个或多个芽管，是由初级菌丝或称做初生菌丝、一次菌丝直接形成的，其主要特征是每一个细胞在萌发初期是多核的，后来只含有一个细胞核，菌丝较细，直径仅为1~1.5微米，整团菌丝中没有锁状联合。初级菌丝的生长是以孢子内贮存的营养提供能量的，故其寿命很短。

然后，它由二条遗传性状不同的异质初级菌丝相互融合，其中一条菌丝中的一个细胞核移到另一个菌丝的一个细胞中，结果形成一个有两个细胞核的双核菌丝，也叫次级菌丝或次生菌丝、二次菌丝。次级菌丝对基质的侵染能力较强，并能在基质中形成菌丝体。由次级菌丝形成的菌丝体中可以看到锁状联合，只要基质中营养够其利用，次级菌丝形成的菌丝体的寿命可达到几年、几十年或几百年。

再后，次级菌丝形成的菌丝体生长到一定阶段达到生理上成熟后，有些菌丝就会在基质的表面上纽结形成原基，由原基再发育成子实体，三级菌丝或称做三生菌丝、三次菌丝，这些构成子实体的菌丝就是三级菌丝。三级菌丝也是双核菌丝，在形态上与次级菌丝有些相似，但生理功能上已有明显的区别了。这样灵芝就由孢子发育成为灵芝了。

灵芝的最基本结构与其他生物体一样，也是细胞，是由真菌组成的。

菌丝在光学显微镜下是一条细长的丝线状物，它与外界环境之间以细胞壁为分界线，在细胞壁内含有细胞质、细胞核、液泡、线粒体及质膜等结构。

9. 灵芝子实体在光镜下的样子

我们肉眼看到了灵芝子实体的样子，现在将灵芝切成片放在光镜下看看灵芝内部到底什么样？

在光学显微镜下灵芝子实体的菌盖和菌柄包括以下部分：即皮壳层、菌肉层、菌管层。

（1）皮壳层：灵芝的角质皮壳是由三层组成的。

1）外层：是由许多排列紧密、比较粗的菌丝组成，其直径可达11～13微米。菌丝的尖端向外平行排列，它与菌盖垂直，细胞壁较厚，细胞内充满树脂质及色素。树脂质使盖面上有了油漆状的光泽，色素则是盖面颜色的来源。

2）中层：是由粗大的厚壁菌丝交织排列而成。菌丝内部包含有棕红色的树脂质，也是使菌盖呈现出颜色的物质。

3）内层：是由一些不含有树脂质或色素的菌丝交织组成。其细胞壁也比较厚，是皮壳到菌肉的过渡带。

在上述三层中，内外层较薄，中层较厚。盖面颜色呈紫红色的子实体，其中层也必然厚；反之，那些发育不够正常，盖面颜色较浅的子实体，其中层必然较薄。

（2）菌肉层：是由一些液泡体积较大的菌丝交织组成。由于这些菌丝排列松散，稀疏地交织在一起，间隙较大，使菌肉呈现出木栓质的特性。

（3）菌管层：是由许多平行排列的管状结构组成。这些菌管壁是由许多菌丝平行排列而成，菌丝末端皆膨大如茄（梨）形——担子。担子粗径为4～7微米，壁很薄，细胞质稠密，内含两个细胞核。随着子实体的生长，担子也逐渐成熟；担子内的两个细胞先是相互融合成一个核，完成核配，继而连续进行两次有丝分裂，完成减数分裂，产生四个子细胞核。在减数分裂的同时，担子的游离端产生四个小突起，并稍延长，即形成担子小梗。担子小梗呈锥体状，顶端尖，在这个尖顶处又膨大产生一个卵圆形的担孢子。每个担孢子内有一个细胞核、一个大液泡，细胞质被液泡挤到外周处，故在光学显微镜下呈透明状。当担孢子发育成熟后，在担孢子与担子小梗顶尖处产生一个液泡；液泡吸水膨胀到破裂，担孢子则被液泡破裂时产生的机械力量弹射到菌管的空腔中，并分散出去。

菌柄：灵芝菌柄的内部结构是与菌盖连续的，即外层为紫红色有光泽的皮壳，木栓质的菌肉在内部，无菌管。

10. 古人对灵芝的认识

古人已发现灵芝种类繁多，每种都有不同的个性，分类中每一种灵芝并不是单指某一种灵芝，而是指一类。

我国第一部药物专著《神农本草经》按灵芝的颜色把灵芝分为紫、赤、青、黄、白、黑六类；东晋葛洪的《抱朴子》按灵芝的质地分为石芝、木芝、肉芝、菌芝、草芝等五种。石芝石象，生于海隅石山岛屿之涯。肉芝状如肉，附于大石，头尾具有，乃生物也。赤者如珊瑚，白者如截肪，黑者如泽漆，青者如翠羽，黄者如紫金，皆光明洞彻如坚冰也。大者十余斤，小者三四斤。凡求芝草，入名山，必以三月、九月，乃山开出神药之月。

11. 灵芝是药品还是食品

灵芝既是食品也是药品。

2000年版和2010年版《中华人民共和国药典》均将灵芝的子实体作为法定的中药材。2005年国家食品药品监督管理局[2005]2002号中的《真菌类保健食品申报与审评规定（试行）》将：

灵芝	*Ganoderma lucidum*
紫芝	*Ganoderma sinensis*
松杉灵芝	*Ganoderma tsugae*

列为可用于保健食品的真菌菌种名单。这样灵芝就成了名副其实“药食”兼用的中药。古人也将灵芝当做食物，如秦末四皓的《紫芝歌》写到：“莫莫高山，深谷逶迤，晔晔灵芝，可以疗饥”，李时珍所著《本草纲目》说：“昔四皓采芝，群仙服食，则芝菌属可食者，故移入菜部”。

目前我国用于生产的灵芝品种有红灵芝、紫灵芝、松杉灵芝、树舌灵芝等。

灵芝的药品和保健品的成分基本是相同的，根据不同的需要，申请不同的批号，如作为保健品应用时就申请保健食品的批准文号，作为药品应用时就申请药品的批准文号。

食用保健品类：用灵芝制成灵芝茶、灵芝酒、灵芝饮料等，或用灵芝直接加工成精、片；一般标有“批准文号：国食健字G×××××××××”。

药用治疗类：有精粉、片剂、胶囊、冲剂、糖浆、颗粒、酊剂、酒剂、注射液等；一般标有“批准文号：国药准字Z××××××××”。

12.怎样保存灵芝

灵芝在中国乃至世界渐渐被掀开了神秘的面纱，被广泛地研究，其应用领域也越来越宽。不再仅仅着眼于它的治病作用，而更多地看到了它的防病功能。按照中医学的观点，强调“不治已病治未病”。就是说不能等有了疾病才来治疗，而是当疾病还没产生时就积极预防，不是有了病才想起吃灵芝，而在平时坚持服用灵芝来保持身体健康，提高机体免疫力，降低患病的可能性。

我们了解了灵芝的作用，再来了解灵芝的存放吧。

新鲜的灵芝可以直接食用，但保存期很短。灵芝采收后，去掉表面的泥沙及灰尘，自然凉干或烘干，水分控制在13%以下，然后用密封的袋子包装，置干燥处保存，并注意防霉、防蛀，避免强光直接照射。市场上散装的灵芝，使用前最好清洗一下。

一般来说，经过加工的灵芝产品保质期在18～24个月之间，而未经加工的灵芝原材料产品保质期可达三年，三年后灵芝产品的有效成分会逐渐因被氧化而流失，无法达到原有的疗效。

第三章　灵芝的价值与鉴别

中国是一个有着几千年历史的文明古国，我们的先人在长期的社会实践中对灵芝有了充分的认识，两千多年前编著的《神农本草经》就对灵芝有了详细的记载，认为灵芝“久食轻身不老，延年神仙”，被称为“仙草”、“瑞草”、是“毒虫不加，猛兽不犯，恶气不行，众妖并避”的仙药。几千年来灵芝在中国老百姓心中演绎着一个古老而神秘的神话，形成了人们对灵芝的崇拜。

我国经过三十多年的改革开放，已经解决了温饱问题，物质生活得到了极大的丰富，人们由过去的营养不良到今天的营养过剩，出现了众多的肥胖人群。高血压、高血脂、糖尿病、心脑血管病等成了今天的常见病；化学用品的使用，工业废物、尾气的排放，各种污染的日益加重，造成患肿瘤和各种怪病的人越来越多；社会竞争日益激烈，人们的压力越来越大，亚健康的人越来越多。这使人们强烈需要一种既能防病又能治病的药物，根据古人的经验和现代科学证实，灵芝就是一种补益药物，无毒副作用，且同时具备药与食的功效。

13．人工栽培灵芝需要的条件

您可能有疑问了，只听说灵芝长在深山老林中，我们能种得活、养得好吗？实际上经过科学家的不懈努力，在20世纪70年代我国就已经开始大规模人工种植灵芝了，而且长得很好，各项指标都达到了要求，还有大量的灵芝出口。下面让我们看看灵芝要长得好，都需要些什么条件？

灵芝的生长有一定的条件要求，它在适宜的温度、湿度和充分营养的环境中能很好地生长发育。灵芝的生长需营养丰富，其营养以碳水化合物为基础，如葡萄糖、蔗糖、淀粉、纤维素、半纤维素、木质素等，也需要少量的矿物质元素，如钾、镁、钙、磷等。

灵芝是一种高温型菌类，菌丝生长适宜温度为12～36℃，最适宜温度为25～28℃，温度低于6℃或高于36℃则生长极为缓慢，子实体在18～30℃之间均能分化，27℃左右分化最快、发育最好，低于20℃，则菌盖难以形成。

灵芝生长需要吸收一定的水分进行生理活动，培养基含水量适宜为55%～65%，低于或高于这个范围对菌丝生长不利，子实体生长适宜空气相对湿度85%～95%。如果湿度偏低，则子实体难以形成。但是静止的高湿会妨碍营养物质从菌丝体向子实体输送或转移。因此在做好调温调湿的同时，要注意通风换气，保证氧气的供给，使灵芝子实体正常地发育。灵芝为好氧性真菌，新鲜空气是子实体发育的重要条件，特别是在室内栽培，若空气不流通，二氧化碳过多，就会使灵芝菌柄过长，不能生成菌盖，造成畸形或停止生长。

菌丝体能在黑暗的环境中正常生长，子实体生长分化过程中需要漫散光，灵芝生长有较强的向光性。在黑暗或微弱光线下，不能形成菌盖或只能分化出小而薄的菌盖。幼嫩的子实体有正向光性，如光线从单一方向射来，它的生长倾向光源一边。如果光源方向经常变化或多次搬动培养瓶，则易造成畸形的菌盖。

灵芝喜在弱酸的环境中生长，一般pH在3～7.5之间菌丝均能生长，但以pH在4～6之间为最适宜，生长最快。

灵芝是一种腐生性真菌，适宜在死亡的木材上生长，人工培植时一般采用椴木、锯木或其他代料栽培，栽培方法有瓶栽、盆栽、塑料袋栽、菌砖栽、椴木栽等各种方式，室内、室外都能栽培。栽培时间根据自然温度决定，一般4～9月适宜，椴木栽培适宜性很广，因为它能生长数年，随时都可栽培。瓶栽、盆栽、袋栽都比较快，从栽培到子实体长出只需20天左右，40天左右就能完成一个生长周期。灵芝以用椴木栽培的最好。

赤芝与紫芝是目前人工栽培较多的灵芝品种，从规模来说栽培也较多，其他的品种如平盖灵芝、松针层孔菌等多年生菌种，尚少有人工大规模种植开发，不过随着科技的发展，其他品种的灵芝也会得到开发利用。

14.灵芝子实体与灵芝孢子粉的区别

灵芝孢子是灵芝的种子，凝聚了灵芝的精华。经现代科学测定，灵芝孢子中含有多糖、多肽、三萜类物质、蛋白质、氨基酸、酶、胆碱等多种有效成分。灵芝孢子的有效成分远远超过母体(灵芝子实体)，药效相当于灵芝子实体的几十倍。

破壁灵芝孢子粉是采用现代高新生物技术对孢子进行破壁处理，在无菌、低温的条件下加工而成的，保持了灵芝孢子粉里面灵芝多糖、多肽、氨基酸、三萜（该成分能较好地抑制肿瘤细胞的增殖）等有效成分的生物活性。实验证明，破壁后的灵芝孢子粉有效成分更容易被人体吸收，药效比未破壁灵芝孢子粉显著提高。

孢子粉具有抗肿瘤作用，世界著名生物学家牛满江认为：食用菌“灵芝孢子粉是治疗顽症癌的上药”；它还有降血糖作用；能提高人体免疫力，增强机体的抗病能力；并有保肝、抗菌消炎、解热镇痛、降低转氨酶、降胆固醇、镇静等作用。

孢子粉中蛋白质的含量较高，但三萜类不如子实体中含量高，如二者合用可能效果更好。

15.为什么说灵芝全身都是宝

灵芝包括菌丝体、子实体、孢子粉，它们真的都是宝吗？让我们来看看吧。

先说灵芝的子实体，它就是过去我们所指的灵芝，被誉为仙药，灵芝直接切成切片或研成粉即可入药，药材要反复煎煮3次或直到无苦味方可弃之，它能治疗多种疾病，也能用于保健；也可将灵芝子实体切碎后，用高度白酒（50度以上）浸泡，15～20日后至酒呈棕红色时服用。

再说灵芝孢子粉，孢子粉是灵芝发育后期弹射释放出来的种子，生物学上称“担孢子”，灵芝孢子粉在自然环境下收集非常困难，孢子集中起来呈末状，通称灵芝孢子粉。大约出产1000千克灵芝才能收集1千克孢子粉，每个孢子只有5～8微米。孢子粉的利用和研究是近几年来才开始的。孢子粉直接煮水喝效果不是很好，采用破壁技术对孢子粉经过破壁处理后，使有效成分释放，人体更容易吸收，破壁后的灵芝孢子粉由于所含孢子油已暴露在空气中，贮存不好易氧化变质，变质后的孢子粉不能食用，注意短时间内服完，才能保证疗效。灵芝孢子油主要含脂肪酸、不饱和脂肪酸、三萜类物质等，能治疗多种疾病。

再来看灵芝菌丝体，灵芝菌丝体的成分和子实体基本一样，采用工业化的发酵技术，制成发酵液，经过提取、加工后质量较好，容易被人吸收利用，产量也能提高，用于规模化生产。

灵芝“全草”是宝中宝。最好的灵芝制剂是用灵芝全草制成的产品，它的疗效也最好。真正的灵芝全草是子实体边缘的淡黄色刚刚消失，尚未弹射孢子时采收的灵芝，这种刚成熟的灵芝子实体包含了灵芝的所有活性成分，是真正的“全草”，用其做原料生产的产品质量最好，疗效也最好。

灵芝的色泽艳丽、造型奇特，用灵芝可制作观赏盆栽，由于灵芝是中国人传统文化中如意的象征，也是富贵美好的象征，满足了人们对祥瑞寓意的憧憬。

因为灵芝的子实体、菌丝体、孢子都可用于制药、保健或制成工艺品观赏，所以说灵芝全身都是宝。

16．怎样识别灵芝制品的好坏

灵芝既有野生的，也有人工栽培的，种类繁多，非专业人员很难区别它的优劣，如果将灵芝子实体切成片或磨成粉，我们仅凭肉眼就更难区分了，要购买灵芝就要货比三家，找信誉好的厂家，才能买到货真价实的产品。

灵芝子实体的外形呈圆形或肾形，柄短，肉厚，菌盖的背部或底部呈淡黄色或金黄色为最佳，呈白色次之，如呈灰白色且管孔较大最次。灵芝孢子越饱满，质量越好。灵芝全草制剂是用还没有喷射过孢子的灵芝加工成的产品，它的质量最好，药效最强，用灵芝的子实体研粉再加入孢子粉制成的产品不能叫灵芝全草。如服用灵芝，还是服用加工过的效果比较好，因为加工后的灵芝去除了大量的纤维素和杂质，服用后吸收利用效果好。

灵芝发生霉变后可产生毒素，不可食用。虫蛀灵芝一般无毒，但有效成分会降低。

国内发现的灵芝有100多种，有青芝、赤芝、白芝、紫芝等等，但不是每种灵芝都有疗效。

一般我们用赤芝和紫芝入药，在选购时要挑选灵芝子实体深褐色、无异味的，灵芝子实体朵型大、菌盖厚、质地致密、比重大、底部呈金黄色的，表面带孢子粉，苦味浓的为好。

灵芝粉末呈浅棕色、棕褐色至紫褐色。

灵芝孢子粉镜下检测，卵形、颗粒饱满、顶端平截、呈褐色为好。选孢子粉时先看颜色，纯孢子粉为赤褐色或褐色，颜色较深；再检查纯度，可取1～2克孢子粉放在嘴中品尝，无任何感觉或稍微有杏香的为纯品，有牙碜感觉或有异味、霉味的说明有杂质或已变质。或是把4～5克孢子粉放入干净的茶杯内，倒入清水，充分搅拌后，停2分钟再慢慢将水倒出，若无沉淀物说明此孢子粉纯净，若有一层沉淀物，杯口水面上有漂浮物则说明此粉有杂质，漂浮多则说明杂质多，此检测方法简单，判断准确。破壁孢子粉一般颜色为深褐色，检查破壁率唯一的办法是在电镜下观察计算。若无此条件可采用直观法，取破壁粉3～5克放入玻璃杯中，冲入少许开水，注意观察杯中水面有无小油滴（油滴就是灵芝孢子油）出现，油珠越多，杯壁挂壁明显，说明是破壁孢子粉且破壁率也高。反之，说明不是破壁粉或破壁率不高。

2005年版《中华人民共和国药典》规定，干燥灵芝子实体含灵芝多糖（无水葡萄糖）不得少于0.5%。但灵芝产品在加工过程中，因工艺的需求加入了淀粉或糊精等含糖成分，所以在检测产品含糖量时，测到的并不一定都是灵芝中的灵芝多糖，还有淀粉中的葡萄糖成分。所以在购买时要认清成分，加以区别。

17.灵芝的发展前景

中国人发现和使用灵芝距今已有二千多年的历史。近些年来随着对灵芝研究的广泛和深入，对灵芝的认知已有相当完整和确切的理论基础。在中国内地由于宣传不够，用灵芝的人群还不多，灵芝在百姓心中还是个奢侈品。

中国台湾地区在灵芝的研究上已有30多年历史，并卓有成效，已将灵芝列为现代生物技术产业最优先开发产品，用以带动其他中药材进军国际市场。

韩国人口有4700万，全国有半数以上人食用过灵芝，每年都从我国进口大量灵芝。

日本人研究食用菌已超过世界上任何一个国家，可谓灵芝研究领域的领跑者。日本国会议员藤帮吉代在国会议案中曾正式提出：灵芝有助日本国民健康，从而达到快食、快眠、快便、快动的健康新标准。

科学研究表明，灵芝的药理成分非常丰富，其中有效成分包括灵芝多糖、灵芝多肽、三萜类、16种氨基酸（其中含有7种人体必需氨基酸）、蛋白质、甾类、甘露醇、香豆精苷、生物碱、有机酸（主含延胡索酸），以及微量元素Ge、P、Fe、Ca、Mn、Zn等。灵芝对人体具有双向调节作用，所治病种涉及心脑血管、消化、神经、内分泌、呼吸、运动等各个系统，尤其对肿瘤、肝脏病变、失眠以及衰老的防治作用十分显著。

灵芝的应用范围非常广泛。从中医角度看，由于本品入五脏，补益全身五脏之气，所以无论心、肺、肝、脾、肾哪一脏虚弱，均可服之。灵芝所治病种涵盖内、外、妇、儿、五官各科疾病。其根本原因，就在于灵芝有扶正固本、增强免疫的功能，有提高机体抵抗力的巨大作用。

它不同于一般药物只对某种疾病起治疗作用，亦不同于一般营养保健食品只对某一方面营养素的不足进行补充和强化，而是在整体上双向调节人体功能平衡，调动机体内部活力，调节人体新陈代谢功能，提高自身免疫能力，促使全部的内脏或器官功能正常化。

灵芝在20世纪60年代，由上海市农业科学院食用菌研究所人工栽培获得成功，在70年代大规模种植和制剂得到较快的发展，近30年来灵芝产业形成了规模化、工业化，其产品更是得到了飞速的发展。据不完全统计，全国有100多家科研单位曾从事灵芝的研究，有200多家工厂从事药剂和保健品的生产。

中国的灵芝产业在改革开放30多年中，虽然得到了很大的发展，生产规模已居世界之首，但相当多的部分用于出口，我国人群对灵芝的保健作用还不十分了解，人均消费只有日、韩、美等国的数十分之一。

现代社会物质生活得到了极大的丰富，但竞争激烈，压力较大，三高症（高血压、高血脂、高胆固醇）、亚健康（失眠、健忘、头晕）人群不断增多，灵芝对此的保健作用和临床疗效得到了科学的认可，灵芝没有任何副作用，能帮助人们实现扶正固本、延年益寿，是亚健康人群最好的“未病药”。2000年版《中华人民共和国药典》将灵芝列为法定药材，2001年卫生部又将灵芝列为“可用于保健食品的真菌菌种名单”。

目前国内外正掀起一股灵芝产品开发与研究热，品种有灵芝酒、灵芝饮料、灵芝茶、灵芝糕点等各种保健品，灵芝胶囊、口服液、合剂等治病药物，灵芝养颜露、灵芝珍珠霜等美容化妆品等。

国内外生产灵芝产品的企业年销售额达数十亿元。在日本、韩国和我国台湾地区，灵芝的保健作用家喻户晓，其地位并不亚于人参，因此灵芝系列产品开发前景看好，市场潜力巨大。

18. 野生灵芝和人工栽培灵芝的区别

现在人们习惯上总认为野生的食物营养价值较人工栽培的高。然而，现代科学研究将野生灵芝与人工栽培灵芝作了客观的比较，结果并非如此，从功效成分来看，灵芝的孢子粉是灵芝的最精华部分，野生灵芝在采摘时，一般只能采摘到子实体，灵芝的孢子粉几乎不可能收集到。而人工栽培灵芝则能很好地掌握其生长周期，完全能收集到孢子粉。在生理活性方面，研究者在进行灵芝对体外肿瘤细胞的杀伤实验时，将野生灵芝粉、人工栽培灵芝粉及人工栽培灵芝粉加孢子粉等三组进行对比发现：野生灵芝与人工栽培灵芝对肿瘤细胞的杀伤能力基本相同，在人工栽培灵芝粉中加入孢子粉后，其杀伤癌细胞的能力增强了10倍，说明孢子粉与灵芝子实体配伍合用能极大地提高灵芝的生理活性。其实，灵芝采摘时机对其功效影响巨大。灵芝自子实体形成到成熟需数月，在接近成熟时若未及时采收，则有效成分将渐渐降低，最后木质化而失去活性。野生灵芝的采摘时机无法正确掌握，因此，野生灵芝的品质差异性很大，总体应用效果差。而对于人工栽培的灵芝，工作人员每天必须去观察其生长情况，同时，不断将采样送至实验中心作成分检测，当其功效成分如灵芝多糖含量达最高值时，便可及时采摘。

经过30多年的人工栽培，灵芝已形成产业化生产。经过科学检测，人工栽培的灵芝成分与野生的没有大的差别。人工种植的灵芝在菌种的选择及种植过程中能有效地控制农药、重金属污染和虫蛀，特别是现在的有机种植。古代就有人工种植灵芝的论述，《抱朴子·内篇》说“夫菌芝者，自然而生，而〈仙经〉中有以五石五木种芝，芝生，取而服之，亦与自然芝无异，俱令人长生。”

这说明无论古代的记载还是现代的研究，都说明人工种植的和野生的灵芝本质上是没有区别的。

人工栽培的灵芝在色泽、形状、大小上都比较统一，有规则，菌盖肾形、半圆形或近圆形；盖面黄褐色至红褐色，盖缘为淡黄褐色，有同心环带和环沟，并有纵皱纹，表面有光泽。而野生灵芝在色泽上不统一，形状大小不一，表面没有明显光泽。灵芝以椴木栽培的品质较好，因可控制生长条件，品质较野生灵芝稳定安全。目前我国灵芝每年的产量不仅可以满足国内市场的需求，而且还能够大量供应国外的需要。通过近30年的发展，人们在灵芝的研究与利用方面的工作发展很快，并推动对灵芝的研究工作向更深层次发展。利用人工接种，在人工控制的环境下，使灵芝得到更好的生长条件。

日本生物学家直井幸雄指出，不是每种野生灵芝都可服用的，野生灵芝没有经过精心栽培和照料，品质很差，当人们发现时，灵芝不是老化而变质，就是已被虫蛀，有的甚至含有毒素，而且若灵芝成熟未采集，经过3年时间，有效成分就开始自行分解，因此不宜服用。野生的灵芝资源数量有限，而且越来越少。人工栽培灵芝的技术已在全国推广，其产量与品质早已超过野生灵芝。

灵芝属于真菌类，真菌类在生长过程中会产生大量新的活性代谢物质，而这种过程中一旦转化为木质化，大量活性物质就会因自身的木质化而消耗掉。由于灵芝木质化后许多物质形成了较大的聚合物，而较大的聚合物不容易被人体所吸收。

灵芝属一年生真菌生物，在一年内灵芝子实体便会在适当的气候与环境下生长成熟，而灵芝的个体在第一年成熟后并不会停止生长，在第二年其菌盖会继续生长并不断地增厚增大，但是由于灵芝的有效成分全部蕴含在其子实体内，菌盖实际上没有任何药用价值，灵芝超过三年，其子实体已经逐步变为木质化，实际上与普通的木头没有区别。木质化愈高的灵芝，其有效成分则越低，对整体效果而言是负面的，也就是说灵芝并不是越老越好。所谓的“千年灵芝”只是个传说。

19. 为什么说灵芝是健康食品之冠

我国最早药学专著《神农本草经》将365味药物分为上、中、下三品。其中上品120种、中品120种、下品125种。灵芝位列上药中最高品级，是十大名药之首。上药“主养命以应天，无毒，多服、久服不伤人”。正因为灵芝具有扶正固本祛邪的功效，从古至今人们都将灵芝作为强身健体的神药。服用灵芝后人的体质好了，疾病就少了，就达到了“防病于未病”的最高境界。就像东汉王充在《论衡·初禀篇》所说的“芝草一岁三华，食之令人眉寿庆世，盖仙人之所食”，认为灵芝使人“延年不终，与真人同（寿）”。

20世纪70年代，科学家在研究灵芝对于改善慢性支气管炎的疗效时发现，患者服用灵芝后，咳嗽和气喘虽稍有改善，但效果仍不如服用西药效果好，可病人的睡眠、饮食、体力、抵抗力等方面的整体状况却明显好转，并且患者的病情因为吃得下饭、睡得好觉、抵抗力增强而好转了。

世界卫生组织通过在全球范围内组织调查，把人群的健康分为三类，即健康态、病态、亚健康态。健康态是指身心舒适，精力充沛，无任何疾病；病态是指患有某种疾病，不能正常地工作或生活。亚健康态介于“健康态”与“病态”之间，又称慢性疲劳综合征，其特征是自我感觉精神不佳、身心疲惫、便秘、失眠、食欲不振、新陈代谢缓慢、免疫力低下、体弱多病、记忆减退、面部灰黄、色素沉积、青春痘等，经医院检查却被告知无明显病情。

调查资料显示，人群中“健康态”只占5%左右，“病态”占20%左右，其余都为亚健康状态。专家预言“亚健康”将成为21世纪人类健康的头号大敌。

联合国卫生组织公布人类健康新标准为四快，即“快食、快眠、快便、快动”。灵芝是怎样使人达到“四快”的？灵芝可使人“快食”，是因为灵芝可促进人体正常的新陈代谢，改善消化器官的功能，既健脾又整理肠道，增进食欲。灵芝可使人“快眠”，《神农本草经》中明确指出，“灵芝，保神、益精气”。保神，就是安神镇静。灵芝中含有大量的微量元素，对失眠具有突出疗效，灵芝中含有的“腺苷”对中枢神经系统具有很强的催眠作用，能促进松果体分泌褪黑素从而加深睡眠，增强能量代谢，将无氧代谢变成有氧代谢，减少乳酸、酮体和自由基的堆积，所以灵芝对失眠有明显的作用，其疗效非常迅速，且无任何毒副作用。灵芝能使人“快便”，灵芝可有效调节肠道微生态平衡，促进胃肠蠕动，有效增殖双歧杆菌，抑制腐败菌滋生，提高肠道蠕动功能，润肠通便。灵芝能使人“快动”，灵芝能增强机体免疫能力，提高肌细胞抗缺氧能力，消除疲劳倦怠感，使体力充沛。

许多临床试验都发现，灵芝对于人体内各组织器官功能有“全面提升”的效果，能起到类似中药的扶正固本作用，所以说“灵芝调节人体内环境与外界环境的平衡——使体内的神经系统、心血管系统、免疫系统、内分泌系统、肠胃系统等协调稳定，进而能免受外来物质的侵害。”

20.灵芝孢子粉的功效

据统计，全世界具有抗癌作用的动植物有1300多种，而灵芝孢子粉被列为首选，灵芝孢子粉是灵芝的种子，是它的精华所在。但灵芝孢子细胞壁密度高，如果直接服用还未破壁的孢子粉，人体的消化系统无法消化吸收，所以达不到治疗的效果。

实验证明，灵芝孢子粉破壁率≥98%以上时，人体吸收率可达90%以上（未破壁的灵芝孢子粉，健康人收吸率为9%），且药效是未破壁孢子粉的数十倍。灵芝孢子经破壁处理后，其活性成分更易于被人体吸收，孢子粉能有效控制癌细胞的合成，破坏癌细胞端粒酶活性，使癌细胞无法分裂增生。科学研究证明，人体内的酶是分解消化的物质，灵芝的吸收利用也需要酶的参加，人体的酶需要24小时才能分解灵芝孢子粉，通常口服灵芝孢子粉在胃肠内只能停留4~6小时，所以灵芝孢子还未来得及消化就排出体外了。破壁灵芝孢子粉是高科技产品，它真正实现了中药分子化水平，使孢子的有效成分得到最大的释放，有利于人体的吸收和利用。

我们对灵芝有了初步的了解，现在看看灵芝孢子到底都可用在哪些疾病的治疗上。灵芝孢子粉可用于下列人群的治疗：

(1) 肿瘤患者、手术后患者。

(2) 身体虚弱，免疫力低下，容易患病者；体弱多病、大病初愈者。

(3) 长期处于亚健康状态，精神不振者；工作压力大，脑力劳动繁重而导致神经衰弱、失眠、工作效率低下的人；长期接触电脑、X光射线等各种辐射源的人；思虑过度、心神失养、夜睡不佳，体力及记忆功能减退者。

(4) 患有各种慢性病，需要长期服药治疗者，如心血管疾病、糖尿病、慢性肝炎、老年病等慢性疾病患者。

(5) 需要进补、延缓衰老、美容养颜的中老年人。

老年人、中年人、青少年、儿童，基本人人都可以服用灵芝，尤其是亚健康人群更应吃灵芝。

21.灵芝的产品种类

目前有很多种灵芝产品，从吃的到用的，从医疗保健到美容养颜品，可谓种类繁多，如灵芝胶囊、灵芝口服液、灵芝针剂、灵芝切片，还有灵芝洗发精、洗面乳、牙膏等等，这些产品都可全方位地保护您的健康和美丽。但在这林林总总的产品中，人们最多的还是把灵芝当成保健品服用，在美国、日本、韩国以及东南亚等国家，因灵芝扶正固本的强大功效被人们认可并接受，灵芝已成为保健食品中的一支主力军。

我国和多数国家将灵芝制成胶囊产品，因为它服用方便，又不伤胃，还感觉不到灵芝的苦味，所以人们易于接受。

如美国生产的CGLE灵芝宝，就是运用了中医“君臣佐使”的思想，在美国本土按FDA标准生产的“灵芝提取物+孢子粉”配方的抗癌产品，并经过FDA承认的美国ASCI独立实验室检验，数十项指标合格，获得了美国FDA全球自由销售证书。还有加拿大的（BIOHERB）灵芝胶囊。

日本的灵芝产品不以胶囊的形式出现，因为根据日本政府颁布的药事法规定，若以胶囊的形式出现，则必须是合法通过的药品，而药品的认定是一个冗长的过程，因此，日本多是以粉状或颗粒形式出现。

而韩国灵芝大都制成液体状出售，有口服液和药酒。韩国人特别喜欢喝灵芝口服液，另外，灵芝酒也是近年来韩国大力推行的饮品。

灵芝产品还和许多中草药搭配服用，效果也很好，如人参与灵芝制成的舒心丸，还有为儿童特制的减轻苦味的小儿灵芝蜜。

现在我们来说说除皱抗老的灵芝产品，如加入花粉、珍珠粉的灵芝系列产品，有花粉灵芝消皱露、灵芝珍珠膏、灵芝洗面奶等，其中花粉含有极丰富的氨基酸及维生素，灵芝可以延缓衰老，促进皮肤血液循环，延缓皮肤衰老，消除皱纹，二者合用可有助美容。还有灵芝新产品灵芝茶也不错。

只有灵芝的多元化发展，才能有更好更多的灵芝产品用于百姓的日常生活。

第四章 吃灵芝的学问

灵芝是祖国中医药宝库中的珍品，素有“仙草”之誉。古今药理与临床研究均证明，灵芝确有防病治病、延年益寿之功效。东汉时期的《神农本草经》、明代著名医药学家李时珍的《本草纲目》，都对灵芝的功效有详细的极为肯定的记载。现代药理学与临床实践进一步证实了灵芝的药理作用，并证实灵芝多糖是灵芝扶正固本、滋补强壮、延年益寿的主要成分。现在，灵芝作为药物已正式被国家药典收载，同时它又是国家批准的新资源食品，无毒副作用，可以药食两用。既然大家都知道灵芝是好东西，我们就得吃它才能起作用啊，这里说说吃灵芝吧。

22.您喝过灵芝茶吗

中国的茶文化源远流长，有几千年的历史，我们知道茶的家族中有红茶、绿茶、花茶等，现在又多了个治未病保健康的灵芝茶，这个茶一出现就受到了百姓的喜爱。它集茶和灵芝的功效于一体，对人体有多种作用。

先让我们品尝一下用各种灵芝泡的灵芝原味茶吧。

白芝外表呈白色，用其泡水，冲出来的水颜色微黄，味道苦中带甘。多用于治疗急慢性肝炎、心脑血管病证、贫血、神经衰弱、高血脂、动脉硬化、气管炎，并有抑制癌细胞生长、提高睡眠质量、排肠毒、美容、滋补强身等作用。

野生松针灵芝外形最接近如意，呈古木色，水冲泡出来呈明黄色，口味甘甜。松针灵芝是所有真菌中治疗癌症效果最好的品种，对癌细胞的抑制率非常高，有防止癌细胞复发转移、减轻放化疗的毒副作用，可用于癌症的辅助治疗。

黄芝较为珍稀，冲泡出来的水颜色为纯黄色，口感犹如一道浓香的陈年普洱。对五脏不调、脾胃虚弱有特效，常见症状为消瘦、盗汗、厌食、多嗝、气短、烦闷不安、便溏吐泻等，可辅助各种癌症的放化疗。

华褐灵芝形状怪异，口感却散发着淡淡的松香；赤芝最为常见，外观红艳似火，口感却辛苦；紫芝可谓灵芝中的君子，口感略带冬菇的香味。

下面我们来说说，怎样才能煮出好喝又不费事的灵芝茶。

为了适应现代人快节奏的生活方式，现在就连茶也进行了改革，出现了茶包、速溶茶等新品种。目前市场上有一种灵芝壶，这个壶还配有特制的灵芝茶，让又喜欢饮茶又怕费事费时间的人，既可喝到保健的灵芝，又能享受到茶的芳香。

23. 灵芝有效成分的提取方法

灵芝有效成分的提取方法是根据灵芝所含成分的性质决定的。灵芝中含有很多对人体有益的生理活性成分，其中有的溶于水，有的溶于乙醇，灵芝的有效成分有灵芝多糖、灵芝酸（灵芝三萜类化合物）、皂苷、麦角固醇、腺苷、嘌呤、嘧啶、生物碱、内酯等，这几种成分能溶解于热水，其中灵芝酸、皂苷、麦角固醇等成分在热水中的溶解度较低，在乙醇中的溶解度较高。灵芝多糖、腺苷、嘌呤、嘧啶、生物碱等成分有用热水提取的，也有用乙醇提取的。现在灵芝有效成分的提取大多用水煎法。水煎灵芝提取对高血压和癌症有正面帮助，但对肝病、心脏病、过敏性疾病、风湿、糖尿病、肾病、造血系统等的有效成分会降低。所以，就算是好的灵芝也要用水和乙醇组合萃取，才能得到最有效的灵芝成分。

灵芝的热水提取：将灵芝子实体先用破碎机破碎成0.5～1厘米大的碎块，投入不锈钢提取锅中，加灵芝重量14倍的去离子水。向锅底回形管中通入蒸气，使水沸腾并保持2小时，放出煎液（头汁煎液）。残渣仍留于锅中，再加12倍量的去离子水，与第1煎一样煎2小时。放出第2次煎液，将两次煎液合并，输入贮液槽，静置10小时，取吸清液，弃去槽底泥浆状物。再将清液先用薄膜浓缩，再减压浓缩，当比重达1 ： 1.36（热测），即为灵芝流浸膏。

灵芝的醇提取：将灵芝子实体破碎成0.5~1厘米大碎块，投入不锈钢提取锅中，加灵芝干重8倍的95%食用乙醇，78℃回流1小时，放出醇提取液。残渣仍留在锅中，再加8倍重量的75%食用乙醇，78℃回流1小时，放出乙醇提取液。残渣仍留在锅中，再加8倍量50%食用乙醇，78℃回流1小时，放出乙醇提取液。将3次醇提取液合并在贮液槽中静置10小时取出上清液，除去底部沉淀物。上清液回收乙醇。去乙醇后的浓缩物可制成酊剂，也可以烘干或喷雾干燥后作成胶囊等制剂。

24. 灵芝有副作用吗

人们一说吃药，首先就问这药有副作用吗？那么灵芝作为药物和保健品服用后有什么反应，这是人们普遍关心的问题。

灵芝性温，平，无毒。经现代研究证实，灵芝对人体确实无害。

一般口服灵芝无不良反应，但还是有少数患者，在服用灵芝的初期有胃肠道和口腔症状，表现为口干，咽干，口唇起泡；胃肠道不适，腹胀，腹泻，便秘等较轻微的副作用，这种情况一般无需停药，如果继续服药几天后症状消失，可常规服用，如果症状未减轻或持续加重，要停药。

25. 灵芝多糖在中、美、日等国的名称和使用范围

中国民众普遍相信，灵芝具有极好的保健作用，能够辅助治疗癌症。市场上现在有很多以灵芝为原料的保健食品。

在中国台湾，有专门研究灵芝的组织或机构。灵芝对身体的效用，特别是抗癌作用，已得到充分的数据及实验支持。

在中国香港，近年来对灵芝的研究认识发展很快，在灵芝的消费方面，香港已经逐步接近日本及台湾。

在日本，灵芝多糖产品叫PSK，是蛋白多糖，是将灵芝菌丝体或子实体用碱液抽提取，再用硫酸盐进一步纯化得到的产品，多用于处方类药物。

在中国，灵芝多糖产品叫PSP，是肽多糖，是将灵芝菌丝体或子实体用稀乙醇进一步纯化得到的产品，多用于非处方类药物，即保健品类。

在美国，灵芝多糖产品叫VPS，是蛋白多糖，是将灵芝子实体用热水浸提，用膜进一步过滤得到的产品，多用于日常的膳食供给。

一般来说，灵芝多糖多应用于医药、保健领域。由于灵芝菌丝体的深层发酵工艺成熟，灵芝菌丝体可以实现工业化生产，具有周期短、成本低，产量大，质量可靠等优点。

因此，中国、美国、日本都是开发研究灵芝比较早及先进的国家。

26.服用灵芝能否药到病除

人们心里普遍都希望，有一种药能达到药到病除的效果，这是可以理解的，但世上是不存在这种药的。因为人体是复杂的，药物进入体内要经过一系列的各种反应才能起作用，虽然灵芝对人体健康有着非常好的效果，但灵芝并不是人们想象中的“神药”、“仙草”，不可能服用一两次就能起到药到病除的效果。灵芝对人体健康的促进作用，在于其长期对人体五脏六腑各个系统的调理，因此，灵芝要长期服用才能取得好的疗效。

灵芝治疗疾病起效慢，一般大都在服用后2～3天起效，有的要到10～30天后才开始起效，但灵芝治疗疾病疗效稳定，能消除病因，且在治疗某一疾病的同时，还可促进其他疾病的康复。治疗效果与用药量、服用的时间成正比。

中老年人服用灵芝有很好的预防、保健效果，但要小量、长期服用。

27.灵芝的几种常用服法

几千年来我国传统中医服用灵芝的方法，是将灵芝切成片煮水熬汁或泡酒喝，这种方法目前大多数人仍在用，但灵芝的有效成分三萜类不溶于水，多糖类不溶于酒，这种方法只能使部分灵芝成分溶解，而大量药效成分丢失了，因此无论水煮、泡酒都不能完全利用灵芝的有效成分。

现在技术的发展已可以将灵芝粉碎成超细粉——灵芝孢子破壁，这使得有效成分得到了极大的利用，目前市场上该类产品比较多，服用也方便，效果也更好。

如果您还是希望用古老传统的方式食用灵芝，下面根据灵芝的特点，为您介绍几种既简便又实用的方法。

如果服用灵芝子实体，最简单的方法是泡水喝，就象泡茶一样，用水煎煮灵芝是最佳的服用方法，如果能将灵芝研成粉末后用水煎煮，将煎液和粉末一起服下去最好；对于喜爱喝酒的人来说也可以泡酒喝；不建议用灵芝与食物同时烹调，因为灵芝很苦，会影响食物的口感。

灵芝水煎法：将灵芝切片或撕碎，放入罐内加水煎煮，水沸后保持半小时。灵芝需加水煮三次，以保证其有效成分尽量溶出，一天饮用的可连续水煎三次，装入温水瓶慢慢喝，间断饮用的可在煎水后将灵芝冷藏，待下次煎服。

灵芝泡水法：日常服用灵芝最简单的方法就是用开水浸泡灵芝当茶喝。将灵芝剪成碎块，可用利刀切成细丝或薄片，放入茶杯内用开水浸泡后当茶喝，边泡边喝，方法如泡茶。热水冲泡至无苦味止。

灵芝泡酒法：将灵芝剪碎放入白酒瓶中密封浸泡，三天后，白酒变成红色时即可服用。

灵芝粉末法：用灵芝烘干磨成细粉，可用蜂蜜调匀后冲服。可有效地保存灵芝的所有成分，更易于人体吸收。

灵芝茶不需特别的制作工艺和程序，采收的灵芝晒干，就可以泡茶服用。它特性温和，长期饮用无副作用，而且非常耐泡，满足日常饮茶的需要。长饮灵芝茶还能养成良好的喝茶饮水习惯。灵芝茶分为单方和复方，单方就用纯灵芝泡茶；复方就是搭配其他草药泡茶，如搭配甜叶菊、金银花、山药、大枣、茯苓、甘草、枸杞子等，可根据个人情况需要而定。

绝大部分保健食品、饮品都需要坚持一段时间的使用才显效，灵芝茶除了对身体能逐步调理外，对失眠、便秘、慢性咽喉炎有明显效果。

灵芝虽然味道很苦，但苦而香，如感觉苦可以加入白糖或冰糖调味。

28.灵芝孢子粉为什么说破壁的好

传统灵芝药用部分仅限于灵芝的子实体，近年来随着灵芝孢子破壁技术的应用，灵芝的孢子也得到了开发利用。

灵芝在成熟时，由灵芝盖下喷出象烟雾状的极细粉末就是灵芝孢子粉。灵芝孢子在电镜下仅6微米，呈褐色，椭圆卵形，一端平截，由外而内结构依次为外膜、孢子壁及孢子内容物。孢子壁为双层壁，具有同心圆的层网结构，质地坚韧，由几丁质、纤维素、木质素等构成。灵芝孢子的这种特殊构造使灵芝孢子具有极强的牢固性，它是灵芝在长期的进化过程中形成的，以保护孢腔内物质的遗传特性。它不溶于水，且耐酸、碱、压力、温度，对消化酶也非常稳定，使得孢子内的有效成分被包裹，不易提取。只有打开这层外壁，有效成分才能最大程度地被人体利用吸收。实验证明，人体对破壁后灵芝孢子粉的吸收率较破壁前可提高45倍之多。

目前灵芝孢子粉破壁的技术有生物酶解法、化学法、物理法等，效果较好的、不破坏有效成分的是采用超低温物理破壁技术。

29. 灵芝中的锗是怎么回事

经常可以看到很多灵芝产品中都注明含有锗、硒的成分，宣传锗含量高，无毒副作用，具有保健功效，那么这种说法对吗？

目前，这种说法已被我国和日本的科学家经研究所否定。我国吉林长白山生长的10～30年野生参，含锗量每千克仅0.2～0.6毫克；朝鲜、韩国产的6年生晒参、红参、园参，锗含量比值还要更低。日本产的人参锗含量每千克仅0.001～0.29毫克，甚至有的人参根本测不到锗的存在。我国科研人员对人参、灵芝、枸杞子、薏苡仁及大蒜等50多种具有抗癌、防衰老的中草药进行了研究，也证明它们含锗量极低，仅为十亿分之十七左右；并认为锗的含量与中药的疗效无关，这与日本有关的研究报告观点一致。

所谓“富锗”灵芝，实际上是在栽培过程中加入了硒和锗所致，正常的灵芝子实体中所含锗量与普通蔬菜无区别。锗并非人体必需的微量元素，也不是灵芝的有效成分。

锗元素有半导体特性，在自然界分布较丰富。锗可分为无机锗和有机化合物锗两大类。有机锗已有1000多种，最常用的纯人工合成品——羧乙基锗氧化物，通常每人每日从饮食中摄入1毫克时，能迅速从人体排出，而不引起对健康的危害。有关方面认为，它有一定的增强免疫作用，对某些癌症也有抑制作用，还有些有机锗具有镇痛、消炎作用。但研究表明，它们的疗效并不十分确切，且具有一定的毒副作用，如作为防衰或保健药物则会对人体健康造成危害。

第五章　历代对灵芝的评价

灵芝是中医药学宝库中的珍品。自古以来流传着许多关于灵芝的传说，在这些带有中国传统文化色彩的神话传说中，将灵芝奉为“仙草”、“瑞草”，并视其为“吉祥如意”的象征。

随着岁月的流逝，大量有关灵芝的著作已失传。对此，我们只能从尚存的文献中间接了解其内容。如《汉书·艺文志》载有《黄帝杂子芝菌》十八卷，据传此书是一部介绍“服饵芝菌之法”的专著；《通志·艺文略》“道家服饵类”著有《太上灵宝芝草品》一卷；《隋书·经籍志》亦载有《灵秀本草图》六卷，《芝草图》一卷，《种神芝》一卷。这些著述中对灵芝的描述多带有迷信色彩，认为服食可“延年不终，与真人同（寿）”。《本草纲目》中也引用了《五芝经》、《采芝图》等已亡佚的著作。

在我国古代文献中，有许多论及灵芝的著作。《神农本草经》约成书于公元前一世纪左右，是我国最早的药学著作，也是最早论及灵芝的药学著作，此书收载365种药品，并将所载药品分为上、中、下三品，上品药皆为有效、无毒者，灵芝则被列为上品，此书还详细论述了灵芝的分类、产地、气味和主治等。其后，东晋葛洪的《抱朴子》、唐朝苏敬的《新修本草》、梁代陶弘景的《名医别录》以及明朝李时珍的《本草纲目》等著作，均在《神农本草经》的基础上进一步补充、修正了有关灵芝的论述。

可贵的是一些著名学者还对古籍中有关灵芝的错误观点，特别是封建迷信观点加以评论和批判。如苏敬针对“青芝生泰山，赤芝生霍山，黄芝生嵩山，白芝生华山，黑芝生常山”的论点，提出“以五色生于五岳。诸方所献白芝，未必华山，黑芝又非常岳”，实际上是对按五行学说，以“五色”配“五岳”，划分灵芝的产地持不同意见。在《本草纲目》中，李时珍对按“五色”、“五行”区分灵芝的气味提出了不同见解，认为“五色之芝，配以五行之味，盖亦据理而已，未必其味便随五色也”。更为重要的是，李时珍在其著作中批判了古代对灵芝的宗教迷信观点，指出“芝乃腐朽余气所生，正如人生瘤赘。而古今皆为瑞草，又云服食可仙，诚为迂谬”。

关于灵芝药食兼用的特点，有许多论述。东汉王充在《论衡·初禀篇》中说：“芝草一年三华，食之令人眉寿庆世，盖仙人之所食”。李时珍指出：“昔四酷采芝，群仙服食，则芝菌属可食者，故移入菜部。”陶弘景亦指出：“凡得芝草，便正尔食之，无余节度，故皆不云服法也。”苏敬则认为：“芝自难得，给获一二，岂得终久服耶。”从这些论述中可以看出，古代天然灵芝较少，且难得。

许多古籍中均基于对实物观察的基础上，绘出灵芝的形态图。如《抱朴子·内篇》“仙药篇”收载芝草达百种，并绘有图谱。《太上灵宝芝草品》的序言中也指出：“芝英形万端，实难辨别，故画图记，著状贴传，请据寻求”，该书收载芝草103种，绘有图谱。宋代的《菌谱》亦绘有灵芝图谱，对灵芝的人工栽培亦早有论述。《抱朴子·内篇》“黄白篇”说：“夫菌芝者，自然而生，而〈仙经〉有以五石五木种芝，芝生，取而服之，亦与自然芝无异，俱令人长生。”《本草纲目》“菜部·芝木而类·芝”条中载有“方士以木积湿年，用药敷之，即生五色芝”。

我国古代学者对灵芝的生物学特性已有了一些初步认识。《神农本草经》提出：“山川云雨，四时五行，阴阳昼夜之精，以生五色神芝”，尽管受时代的限制，其中不乏迷信色彩，但远在2000年前，古人对灵芝的由来已有了朴素的认识。《列子》一书中说：“朽壤之上有菌芝者”；东汉王充在《论衡》中指出：“芝生于土，土气和，故芝草生”；陶弘景亦指出：“紫芝乃是朽木株上所生，状如木木而”。这些论述均指出，灵芝生长于“朽壤”或“朽木”之上，且需适宜的生长条件。《礼记注疏》的“无花而生曰芝木而”；《尔雅注疏》的“三秀（芝别名）无根而生”以及《本草纲目》的“一岁三华瑞草”、“六芝皆六月、八月采”的论述均表明，古代学者已认识到菌类有别于高等植物，没有根、茎、叶分化，不开花，一年可多次采收。

综上所述，我国古代学者根据实践经验，对灵芝的生物学特性、生长条件、分类、产地人工栽种方法均作了初步的、较为科学的论述，其中许多内容已为现代真菌学研究所证实。这些均指出，古代学者对真菌学的发展，对灵芝的研究作出了贡献，我们当代人对古代医药学家最好的纪念就是深入研究灵芝，造福于人类。

20世纪30年代我国学者邓叔群用现代科学方法研究灵芝，并汇其研究成果于《中国的真菌》（1964）一书中。随后，我国著名的真菌分类学家赵继鼎在其工作的基础上先后出版了《中国灵芝》（1981）和《中国灵芝新编》（1989），书中详述了我国灵芝的分布、分类及生物学特性等，是研究灵芝分类学的重要著作。

20世纪50年代末我国用科学方法栽培灵芝取得成功，开始大规模生产，以供药用。70年代开始，在对灵芝的化学和药理研究的基础上，开展了灵芝的临床研究。受当时国内形势的影响，灵芝的临床应用“过热”，对它疗效期望过高，结果反在一段时间内影响了灵芝的研究和应用。80年代以来，灵芝的研究又步入正轨，我国的药学家进一步深入研究了灵芝的有效成分、药理作用及其作用机制，为灵芝的临床应用奠定了理论基础。一些灵芝制剂已用于临床防治疾病。灵芝作为保健品应用则更为普遍。

总之，通过灵芝的现代研究，初步证明了《神农本草经》对灵芝的药性、功用和主治的论述大致是正确的。受时代和条件的限制，古代学者对灵芝的认识不可能完全正确，甚至夹杂一些封建迷信观点，但这些并不能削弱他们对灵芝研究所作出的贡献。

30.最早的药学专著如何评价灵芝

《神农本草经》至今已有2000多年的历史了，它成书于东汉末年，是我国最早的一部药学专著，该书侧重于对灵芝的药性、功效的介绍，同时对灵芝的分类、气味、主治等方面作了论述。《神农本草经》说灵芝“养命以应天，无毒，多服久服不伤人，轻身益气，不老延年”。

书中根据中医的五行学说，将灵芝按颜色分为青（龙芝）、赤（丹芝）、黄（金芝）、白（玉芝）、黑（玄芝）和紫芝（木芝）五类，称为五芝，皆列为上品。认为五芝都能使人“久食轻身不老，延年神仙”。

青芝：味酸平。主明目，补肝气，安精魂，仁恕。一名龙芝。生山谷。

赤芝：味苦平。主治胸中结，益心气，补中，增智慧，不忘。一名丹芝。生山谷。

黄芝：味甘平。主治心腹五邪，益脾气，安神，忠信和乐。一名金芝。生山谷。

白芝：味辛平。主治咳逆上气，益肺气，通利口鼻，强志意勇悍，安魄。一名玉芝。生山谷。

黑芝：味咸平。主治疗癃，利水道，益肾气，通九窍，聪察。一名玄芝。生山谷。

紫芝：味甘温。主治耳聋，利关节，保神，益精气，坚筋骨，好颜色。一名木芝。生山谷。

《神农本草经》中对灵芝的这些论述，被其后的历代医药学家尊为经典并引证，沿用至今。

31.《本草纲目》如何评价灵芝

明代李时珍所著的《本草纲目》记载了一千八百多种药物，方剂一万多个，全面地总结了16世纪以前的中国医药学，被称为“东方医药巨典”，它对所收芝类做了总结，记载了青芝、赤芝、黄芝、白芝、黑芝、紫芝等六种灵芝，每种均按释名、集解、正误、修治、气味、主治、附方等项详加注解。在《本草纲目》中对按“五色”、“五行”区分灵芝气味提出了不同的看法，认为“五色之芝，配以五行之味，盖亦据理而已，未必其味便配五色也”。更对于古人对灵芝的迷信、盲目崇拜提出了批评，指出“芝乃腐朽余气所生，正如人生瘤赘。而古今皆为瑞草，又云服食可仙，诚为迂谬”。《本草纲目》记载，灵芝“苦、平、无毒、益心气、入心充血、助心充脉、安神、益肺气。补中、增智慧、好颜色、利关节、坚筋骨、祛痰、健胃、行血”。

32. 道家眼中的灵芝

道家文化在我国源远流长，道家认为人通过清修加服仙药可以成仙得道，仙药指的就是灵芝，道家虽然没有达到“后天而老”，“与天同期”的目标，但在长期服食灵芝求取长生不老的过程中，对灵芝有了充分的了解，认识到灵芝确能使人延年益寿，形成了对灵芝的崇拜。对灵芝药食同源的特点也有很多论述，如东汉王充在《论衡·初禀篇》中“芝草一岁三华，食之令人眉寿庆世，盖仙人之所食”。李时珍也说“昔四酷采芝，群仙服食，则芝菌属可食者，故移入菜部”。

灵芝主要分布在中国、朝鲜半岛和日本。迄今发现最早详细记载灵芝的书籍是《太上灵宝芝草品》，此书介绍了灵芝的服食并收载了指导采集灵芝的图谱，《太上灵宝芝草品》是《道藏》的一部分，而《道藏》又是道教典集总集，所以灵芝在道教上又蒙上了一层神秘的色彩。

现在的很多养生观念以及中医的阴阳五行学说均来自于道家。

33. 中医对灵芝的评价

中医一直认为灵芝具有滋补强壮、固本扶正的功效，是一味珍贵的中草药。灵芝性味甘，平；归心、肺、肝、肾经。主治虚劳、咳嗽、气喘、失眠、消化不良、恶性肿瘤等。由于本品入五脏，补益五脏之气，所以无论心、肺、肝、脾、肾脏哪一脏虚弱，均可服用。

灵芝的疗效大多是从扶正固本开始的，所以起效都比较慢，但效果稳定、无毒副作用是其主要特点。灵芝对人体有多方面的药理活性，其扶正固本的效果，从历代名医用药和近代医疗临床都可证明。凡与机体虚弱、抗病力下降有关的疾病，灵芝对其皆有一定的治疗效果。

灵芝对阳虚型病证的疗效优于对阴虚型的疗效。

34.现代医学对灵芝的评价

灵芝不同于药物只对某种疾病起治疗作用，亦不同于一般营养保健食品只对某一方面营养素的不足进行补充和强化，而是在整体上双向调节人体功能平衡，调动机体内部活力，调节人体新陈代谢，提高自身免疫能力，促进人体内脏或器官功能正常化。灵芝对多种疾病都有直接或辅助的治疗效果。

经科学实验证明，灵芝所治病种涵盖内、外、妇、儿、五官各科疾病，涉及呼吸、循环、消化、神经、内分泌及运动等各个系统。灵芝对神经系统有抑制作用，治疗神经衰弱有很好的效果；对循环系统有降压和加强心脏收缩力的作用；对呼吸系统有祛痰、平喘作用。此外，还有护肝、增加免疫功能、提高机体抵抗力、抗菌等作用。灵芝在其他方面的疗效也得到了验证，如辅助治疗肿瘤、改善血液循环、提高机体耐缺氧能力、消除自由基、抗应激反应、抑制变态反应等。

目前，不但我国应用灵芝抗肿瘤，美、日等国家也将灵芝用于癌症及艾滋病方面的治疗，下面让我们看看这些学者是怎样评价灵芝的。

灵芝所含的多糖成分，具有抗肿瘤效果，故可有效地用于癌症治疗（Miyazxakni与Nishjima，1981年；Sone等，1995年）。

用灵芝于癌症手术愈后，促进其康复能力及抑制癌细胞，效果极佳。乳腺癌、直肠癌、胃癌等手术后愈后差的人，将灵芝与治癌剂合用，效果极佳。近年来，治疗癌症时，灵芝与治癌剂并用是很有价值的。治癌剂的副作用是目前很大的问题，如与灵芝并用，不仅可以抑制其副作用，同时可以提高治疗的效果。此外，灵芝尚可以阻止癌细胞转移，并起到止痛、延长寿命等重要作用。综合临床报告，客观来说，灵芝对癌症具备了预防、抑制、恢复（痊愈）等功效（河井洋，《灵芝》日本东洋医学研究所）。

灵芝提取物中的多糖肽成分，具有抗肿瘤效果，故可有效地用于癌症治疗（—水野卓等，《化学与生物》，1997，23：746）。

灵芝抗肺癌实验时发现：它能有效延长肺癌动物生存时间，增加存活率，延长存活时间可三倍于对照组，并显著降低动物死亡率——灵芝抗癌效应之研究，1996，国际灵芝研讨会李旭生。

第六章　灵芝神奇功能的物质基础

让我们看看是灵芝中的什么物质在起作用，使它成为仙药、神药？

经现代研究，灵芝的有效成分很多，已分离出对防病治病及保健方面有很好作用的成分有几十种，其中最主要的有灵芝多糖类、三萜类化合物、核苷类、呋喃衍生物、固醇类、生物碱类、氨基酸及蛋白质类、油脂类、无机离子等。灵芝属的化学成分较为复杂，且因所用菌种、菌种产地、栽培方法、提取工艺、制剂方法不同而各异。

灵芝多糖是灵芝的主要有效成分之一，具有抗肿瘤，调节免疫，预防肿瘤及癌症；降低血压，预防心血管疾病的发生；刺激胰岛素的分泌，降低血糖；抗氧化，降血脂与抗衰老作用。

灵芝三萜类也是灵芝的有效成分之一，灵芝所含三萜类不下百余种，其中以四环三萜类为主，灵芝的苦味与所含三萜类有关，它对人肝癌细胞具有细胞毒作用，也能抑制组胺的释放，具有保肝和抗过敏作用等。

灵芝的子实体、菌丝体和孢子都可服用，但灵芝不同部位所含的成分是存在差异的，如灵芝子实体中含有的三萜类成分高于菌丝体和孢子粉的含量，而灵芝孢子粉中的不饱和脂肪酸又高于其他二者。

35.神奇的灵芝多糖

灵芝多糖的空间结构为具有螺旋状立体构形的聚糖，其螺旋形结构主要由氢键来保持其稳定性。多糖类是由10个分子以上的单糖缩合而成的化合物，是一种大分子的化合物，分子量从数千到数十万，不溶于高浓度的乙醇，微溶于低浓度乙醇及冷水中，可在热水中溶解。在灵芝中存在于细胞壁中。液体培养的发酵液中，有灵芝菌丝分泌胞外多糖存在。灵芝多糖中除含有葡萄糖外，还含有阿拉伯糖、木糖、半乳糖、岩藻糖、甘露糖等其他单糖。从1971至1989年，国外学者从灵芝、紫芝、树舌、铁杉灵芝及其他几种灵芝属真菌中，分离到100多种灵芝多糖，并测定了其结构、活性，其中有4种多糖有较强的抗肿瘤活性，这四种多糖都含有蛋白质。

灵芝多糖的药理活性与多糖的三级空间结构有关，多糖的螺旋状三级结构遭到破坏，多糖的药理活性就消失，所以灵芝多糖不能用酸、碱来提取，有些作用强烈的有机溶剂也不能用于灵芝多糖的提取。

灵芝多糖类包括灵芝多糖和灵芝多糖蛋白。

多糖类是从灵芝中提取的一种新内源活性物质，是一种生物免疫调节剂，其免疫调节机制可能是灵芝多糖能直接或间接激活T细胞、B细胞、巨噬细胞、自然杀伤细胞等免疫细胞，增强脱氧核糖核酸多聚酶α的活性，以及促进白细胞2的分泌等，调节机体的细胞免疫与体液免疫功能，其所含有的化学成分能够显著提高吞噬细胞的吞噬能力。现已明确，灵芝多糖具有修复损伤细胞膜、丰富细胞膜受体、提高细胞膜封闭度、提高细胞膜延展性、保护细胞、提高细胞内超氧化物歧化酶等多种酶活性、增强机体生命活力、提高机体免疫功能、延长寿命等功效。

36．苦味的灵芝三萜类化合物

灵芝三萜类化合物是从灵芝中提取的另一类具有重要生物活性的成分。灵芝酸是一种三萜类物质，基本构造为数个异戊烯首尾相连构成的，大部分为30个碳原子，部分为27个碳原子萜类化合物。灵芝酸有四环三萜和五环萜两类。目前从各种灵芝中已分离到的灵芝酸已达100多种，灵芝酸在不同种的灵芝中、在同一品种不同培养基培养的灵芝及不同生长阶段的子实体中，其含量是不同的。灵芝酸味苦，其苦味也是不同的。

灵芝子实体的腹面含灵芝酸较多，灵芝越苦越成熟，质量越高，其灵芝酸含量也越多。

灵芝三萜类除与灵芝多糖类有很多相似的功能外，还具有抗肿瘤、抑制艾滋病病毒、抑制组胺释放、护肝排毒、抑制胆固醇合成具有降脂作用、降压、抑制血小板凝集作用。如灵芝酸A、B、C、D能够抑制小鼠肌肉细胞组胺的释放；灵芝酸F有很强的抑制血管紧张素酶的活性；赤芝孢子酸A具有降胆固醇作用。

灵芝酸有强烈的药理活性，有止痛、镇静、抑制组胺释放、解毒、保肝、毒杀肿瘤细胞等功用，是灵芝的主要有效成分之一。

37．灵芝生物碱、核苷及甾醇类化合物

灵芝生物碱虽然含量很少，但也是灵芝中具有重要生理活性的物质，它有抗炎、改善冠状动脉血流量、降低心肌耗氧量、增强心肌及机体对缺氧的耐受性和降胆固醇的作用，从而对心脑血管疾病、高血压病、高脂血症、肝炎和肌无力等疾病有一定的治疗作用。

腺苷是以核苷和嘌呤为基本构造的活性物质。灵芝有多种腺苷衍生物，有关灵芝腺苷的分离、鉴定，目前还未见到较详细的研究报道。灵芝腺苷衍生物有较强的降血液黏度的效果，能抑制体内血小板聚集，提高血红蛋白2, 3-二磷酸甘油的含量，提高血液供氧能力和加速血液循环，提高血液、心、脑的供氧能力。在临床上用于治疗进行性肌营养不良、萎缩性肌强直等疾病。核苷是组成核糖核酸和脱氧核糖核酸必不可少的重要物质，是生物遗传和信息传递中极为重要的物质基础。

固醇类化合物是多种激素的前体物，有恢复衰老机体、激素分泌能力、调节内分泌作用、恢复机体生命活力、增强心肌收缩

能力、抗疲劳、提高机体抗病能力、抗缺氧能力和抗缺氧对神经的损伤等作用。

38. 肽、氨基酸和蛋白质及其他微量元素

肽、氨基酸是组成蛋白质的基础物质，而蛋白质是生物细胞中最重要的有机物质之一，是细胞结构中最重要的成分。灵芝中含有多种人体必需的氨基酸，具有很高的营养和药用价值。灵芝菌丝体、子实体和孢子粉中天门冬氨酸、谷氨酸、丙氨酸和亮氨酸含量较高。灵芝子实体中含有18种氨基酸，人体必需氨基酸相对含量高于50%，比一般食用菌高40%。

灵芝中含有Mn、Cr、Cu、Fe、Ca、K、Mg、Zn、Se、Ge等多种微量元素。

从灵芝属真菌中分离到的有效成分还有：麦角固醇、甘露醇、呋喃、内酯、牛磺酸、灵芝碱甲和乙、尿嘧啶和尿嘧啶核苷、腺嘌呤核苷、腺嘌呤、油酸、灵芝总碱、灵芝孢子中的孢醚及纤维素等成分。

第七章　灵芝的医学作用

经实验证明，灵芝有提高超氧歧化酶作用，能消除体内自由基，降低体内丙二醛（MDA）的含量，提高细胞膜的流动性和封闭度，保护细胞膜、细胞器、核酸、酶等生物活性物质不受自由基破坏。灵芝能提高红细胞的变形能力、降低血小板的聚集；能提高细胞合成DNA、RNA、蛋白质的能力；能提高DNA多聚酶活性。灵芝对调节机体免疫功能有着十分良好的效果。灵芝能促进淋巴细胞增殖，提高巨噬细胞、NK细胞、T细胞的吞噬能力和杀伤力。

灵芝对保护肝脏免受化学物质和病毒的损害有良好的效果。灵芝对肝炎病毒引起的肝炎的防治主要靠提高机体免疫功能来实现，对有毒化学物质的对抗主要靠提高肝脏解毒能力来实现。试验表明灵芝孢子粉具有抑制组织中的胶原成分增多、抵抗组织纤维化、防止肝和血管硬化等功效，对抗四氯化碳（CCl_4）引起的谷丙转氨酶（SGPT）升高。先给小鼠口服CCl_4，再给小鼠口服灵芝孢子提取液，结果：口服灵芝孢子提取液小鼠的GPT含量比对照组下降25%～32%，说明灵芝孢子具有消除化学药物对肝脏损害的功效。

灵芝提取物不仅能提高脑的耐缺氧能力，对心肌缺氧亦有保护作用。灵芝能降低血液黏度，增加心肌收缩力，增加冠状动脉血流量和心血输出量，改善心律。灵芝能防止肿瘤发生和抑制肿瘤生长，对动物移植瘤的抑制效果较好，但对原发瘤的抑制效果比较差。

灵芝可抗放射性射线和有毒化学物质对机体的损害。灵芝有明显的镇痛、镇静效果。

灵芝除上述药理作用外，有报道灵芝还具有提高机体生命力和抗逆能力的效果；能平喘、止咳、祛痰，用于治疗慢性气管炎；并具有降血糖、降血脂、降血压等作用。

实验证明，灵芝孢子粉有明显降低血清胆固醇的作用。用高脂饲料喂养大鼠，使大鼠血脂升高，然后再给大鼠服用灵芝孢子提取液，结果服用灵芝孢子液的大鼠总胆固醇下降40%以上，甘油三酯下降35%～50%；灵芝孢子粉有明显的降血糖作用。先让小鼠服用四氧嘧啶，提高小鼠的血糖含量，然后再给小鼠服用灵芝孢子提取液，结果：小鼠血液中的血糖含量下降了30%～60%。

让小鼠口服灵芝孢子提取液，剂量为每千克体重服灵芝孢子1～5克，服用后，小鼠肾组织中的羟脯氨酸含量降低10%～25%，而且血液中羟脯氨酸含量无明显变化。

根据上述药理试验结果证明，灵芝孢子粉治疗慢性肝炎、糖尿病，消除化学药物对肝脏损害，抗衰老、防组织纤维化效果良好。

39. 灵芝有抑制肿瘤的作用吗

灵芝对肿瘤有抑制吗？还是让科学实验来说说灵芝抑制肿瘤的作用吧。林志彬等实验证实，灵芝水提取物体内给药可抑制动物移植性肿瘤生长，但对体外培养的肿瘤细胞多无直接细胞毒作用；灵芝乙醇提取物和三萜类成分对体外培养的肿瘤细胞则有直接细胞毒作用。如给实验小鼠灵芝多糖，对实验小鼠移植S180肉瘤有抑制作用，抑制率为54.1%～87.6%；但体外的实验证明灵芝及其所含多糖既不能直接抑制或杀死肿瘤细胞，又不能直接诱导肿瘤细胞凋亡。

江瑞华等报道：灵芝孢子对肿瘤细胞端粒酶起作用。端粒酶是核糖核酸和蛋白质的复合物，是一种特殊的DNA聚合酶，利用自身的RNA做模板合成端粒的DNA聚合酶。近年来发现，端粒酶长度随细胞分裂次数增加而缩短，正常细胞分裂多次后，端粒酶缩短达到危机点，细胞停止分裂，随即衰老、死亡。少数细胞逃逸危机点，激活端粒酶，从而永生，发生恶变。因此，抑制端粒酶的活动可有效抑制细胞的生长。用人肝癌细胞（SMMC-7721）、人肺癌细胞（H460）、人白血病细胞（K562）、Lewis肺癌细胞株，观察用灵芝孢子对各种肿瘤细胞端粒酶活性作用结果，发现人肝癌细胞（SMMC-7721）、人肺癌细胞（H460）、人白血病细胞（K562）、Lewis肺癌细胞株端粒酶活性均降低，证明灵芝孢子可明显抑制肿瘤细胞端粒酶的活性。

杨星昊等报道：健康昆明品系小鼠以灵芝孢子粉灌胃，用环磷酰胺（CY）腹腔注射液诱导产生骨髓嗜多染红细胞微核后，进行微核试验测定微核出现的千分率。S180瘤源小鼠瘤细胞接种于健康小鼠体内，14天后取出瘤块进行瘤重比较。结果：灵芝孢子粉可明显降低环磷酰胺所致小鼠骨髓嗜多染红细胞微核率，也能明显抑制S180移植性肿瘤生长。证明灵芝孢子粉能抑制或对抗细胞染色体的突变，具有一定抗肿瘤作用。

陈陵际等对灵芝精粉和孢子粉混合物抑制肿瘤细胞生长进行实验研究，证实高浓度、高剂量的灵芝精粉和孢子粉混合物有抑制肿瘤细胞生长的作用。

40．灵芝对肿瘤有预防作用吗

灵芝对肿瘤有预防作用是不用怀疑的，中国疾病预防控制中心崔文明等实验发现，灵芝有良好的抗细胞突变作用。

灵芝是最佳的免疫功能调节和激活剂，可显著提高机体的免疫功能，增强患者自身的抗癌能力。灵芝可以通过促进白细胞介素2的生成，促进单核巨噬细胞的吞噬功能、提升人体的造血能力尤其是白细胞的水平。

41. 灵芝的免疫调节作用是怎样完成的

灵芝的免疫调节是通过什么途径和功能实现的，让我们来看看。

(1) 灵芝能增强单核－吞噬细胞系与NK细胞功能。

对单核细胞和NK细胞功能的影响，是其免疫调节作用的重要组成部分。单核－吞噬细胞系作为人体第一道天然防线，具有非特异性防御、清除衰老细胞、非特异性免疫监视、呈递抗原信息、分泌细胞因子、调节免疫应答等重要功能；NK细胞则是肿瘤的自然杀伤者，它也能杀伤细菌、病毒、真菌和寄生虫，并能分泌干扰素（IFN），故NK细胞亦为机体抗肿瘤、抗感染的第一道防线。

(2) 灵芝能增强体液免疫和细胞免疫功能。

体液免疫即抗体介导的免疫，抗体由B淋巴细胞（B细胞）分化出的浆细胞产生，进入血流和组织液后，与相应抗原结合，可产生多种生物效应，如中和作用、调理作用、溶解作用，是参与机体有利的抗感染机制；有害的变态反应、抗原抗体复合物反应等可引起免疫病理反应，导致过敏和免疫性炎症损伤。细胞免疫是由T淋巴细胞分化、增殖而产生的致敏小淋巴细胞介导的免疫反应，细胞免疫的效应细胞至少有两种，即T辅助细胞（TH）和T杀伤细胞（HC），也称细胞毒T细胞（CTL），它们可直接杀死靶细胞。TH还可通过释放细胞因子间接杀死靶细胞。细胞免疫也是一种防御反应，在抗感染、抗肿瘤及排除异体物质方面具有重要意义。

(3) 灵芝还能促进免疫细胞因子的产生。

免疫细胞因子是由机体免疫细胞合成和分泌的一类小分子多肽，如白介素（IL）、干扰素（IFN）、肿瘤坏死因子（TNF）、集落刺激因子（CSF）等。免疫细胞因子作用广泛，除影响免疫系统外，还影响造血系统、神经系统、内分泌系统和心血管系统等。它们不仅影响生理功能，而且也可引起病理反应。免疫细胞因子的合成与分泌亦受药物影响。灵芝通过影响免疫细胞因子的合成与分泌进而影响免疫功能。

（4）灵芝能拮抗吗啡依赖所致免疫功能抑制。

实验证明，灵芝多糖可使直接受吗啡抑制的免疫细胞功能恢复，具有功能性拮抗作用。吗啡、海洛因成瘾的患者常合并免疫功能障碍，所以改善患者的免疫功能，增加患者的抵抗力，是戒毒治疗成功的一部分。

（5）灵芝有抗过敏作用。

吴明忠等用二硝基苯诱导迟发性变态反应和血清溶血素反应，比较了灵芝孢子粉破壁前后对小鼠免疫功能影响的差异。结果表明，灵芝孢子粉破壁后与破壁前存在较大差异，破壁后灵芝孢子粉对小鼠免疫功能的作用更大。有资料说破壁后的孢子粉吸收率可提高45倍之多。

董昌金进行了灵芝多糖的提取及对小鼠免疫功能影响的研究。每天灌胃0.5或1.0毫克/千克体重灵芝多糖（GLP），连续25天，可明显促进小鼠特异性抗体的形成，促进小鼠巨噬细胞的吞噬功能，增加外周血T淋巴细胞数量，延缓胸腺萎缩，并可对抗由CY所致的细胞免疫和体液免疫低下的作用。

李怡岚等进行了灵芝粉抗肿瘤及提高机体免疫力作用的研究。分别以500、1000、1500毫克/千克的破壁灵芝孢子粉和灵芝精粉，给小鼠经口连续灌胃20天后分别接种S180、EAC瘤液（1×10^6个/毫升）0.2毫升。10天后取肿瘤并进行NK细胞活性、单核－吞噬细胞功能测定。结果：两种灵芝粉均能抑制肿瘤的生长，在同等剂量时，破壁孢子粉的作用明显优于灵芝精粉，并能增加NK细胞的活性，提高单核－吞噬细胞的吞噬功能。结论：破壁灵芝孢子粉在抑制肿瘤作用和增强机体的免疫功能方面优于灵芝精粉。

42.保持青春不老的灵芝

灵芝能改善衰老所引起的免疫功能衰退。老年人免疫功能下降的主要原因是胸腺的退化，胸腺是人体重要的免疫器官，它自青春期开始呈进行性退化，受胸腺控制的T细胞功能及其产生细胞因子的能力均随年龄增加而降低。其次，受骨髓调控的B细胞功能及其分泌免疫球蛋白的能力也下降。这些变化导致老年人对外来抗原的免疫功能减弱，对突变的抗原监视功能降低，因此老年人易患感染性疾病、肿瘤及免疫缺陷症。因老年人免疫功能衰退，识别异己的能力也降低，对一些自体成分的反应性则异常增高，以致产生多种自身抗体，并因此易产生自身免疫性疾病。现代研究证明，衰老所致免疫功能衰退是可以延缓的，也可以部分恢复。灵芝多糖可明显恢复因衰老所致的体液免疫和细胞免疫功能；同时还能增加白细胞介素2（IL-2）的产生，使因衰老引起的白细胞介素2恢复正常水平；灵芝能影响免疫细胞增殖和免疫细胞合成与分泌，增强DNA多聚酶α活性的作用，延缓老年性免疫功能衰退，起到抗衰老的作用。

自由基增多也是衰老的主要原因。自由基就是人们所说的细胞在代谢过程中产生的垃圾，在生物膜中形成脂质过氧化物，引起细胞结构和功能的改变，导致器官组织的损伤。如衰老、肿瘤、心血管疾病、炎症及自身免疫性疾病都与脂质过氧化反应及过量的自由基产生有关。实验证明，灵芝有抗氧化、清除自由基作用。灵芝多糖可减少小鼠腹腔巨噬细胞内自由基的生成，清除活性氧自由基，抑制脂质过氧化反应，提高细胞的存活率，起到抗衰老的作用。

黄兆胜等报道：椴木灵芝对果蝇寿命及小鼠过氧化脂质（LPO）和超氧化歧化酶（SOD）的影响。结果表明，椴木灵芝能显著延长果蝇的平均寿命及最高寿命，降低老龄小鼠血清和肝组织LPO的含量，提高小鼠红细胞内SOD的活性，提示椴木灵芝具有一定的延缓衰老作用，且剂量较大时效果较好。

也有灵芝萃取物给大鼠灌胃的动物实验，结果显示：SOD活性明显提升，能达到有效清除体内超氧自由基的目的。由此证实灵芝的确有助于放慢细胞老化的脚步。同时还发现，灵芝菌丝体中含有大量具有高度活性的SOD，所以服用灵芝可增加体内SOD，达到抗衰老的目的。另外，科学家还从免疫力、生殖能力和寿命长短，来评估灵芝对改善人体老化功能的效益。动物实验证实，24个月龄的衰老小鼠，在灵芝多糖体的协助下，其整体的免疫功能可恢复到3个月年轻小鼠的正常水准。另外，一项以果蝇为对象的实验则指出，被喂给灵芝萃取物的果蝇，不论雌雄性，交配的次数明显增加（显示生殖能力强），寿命亦获得延长。从这里，我们又看到灵芝使生理功能年轻化的奇妙功效。

43. 可抵抗放射性化疗药物损伤的灵芝

大家都知道癌症的放射治疗和化学药物治疗的损伤是非常大的，对癌症患者来说也是很痛苦的。

林志彬等实验证明，在放射前后给小鼠用灵芝液可延长其寿命，恢复照射引起的CD_4和CD_8细胞的降低。灵芝多糖中的多糖D_6能促进骨髓细胞蛋白质、核酸的合成，加速骨髓细胞的分裂增殖，刺激骨髓的造血能力。证明了灵芝对放射线损伤及化疗药损伤具有明显的保护作用。

陈润等进行了灵芝全芝孢子粉抗辐射作用的研究。分别以每千克0.33克、0.67克和2.00克，3个剂量组对小鼠每日灌胃，模型对照组予蒸馏水。14天后以3GY剂量射线对小鼠进行1次全身照射，辐照后继续给予受试物并测定小鼠外周血白细胞计数、骨髓细胞DNA含量和血清溶血素水平。结果显示：全芝孢子粉能在辐射后恢复外周血白细胞数量，增加小鼠骨髓细胞DNA含量，升高小鼠血清溶血素水平，对小鼠体重增长无影响。证明全芝孢子粉具有抗辐射作用。

中国台湾学者Hsu等（1990）亦证明，赤芝提取物腹腔注射对小鼠经X线照射所致损伤具有一定的保护作用，可轻度增加照射30天的存活率，促进照射后小鼠体重和血象的恢复。推测灵芝对放射性损伤的保护作用可能与其刺激骨髓造血功能有关。关洪昌等（1981）的研究证实了这种推测。每日给小鼠腹腔注射灵芝多糖D_6（74毫克/千克），7天后可使3H-亮氨酸、3H-胸腺嘧啶核苷和3H-尿嘧啶核苷分别掺入骨髓细胞蛋白质、DNA和RNA，掺入量较对照组增加28.5%、43.3%和45.7%，说明灵芝多糖能促进骨髓细胞蛋白质、核酸的合成，加速骨髓细胞的分裂增殖。

据动物实验，灵芝对小鼠有镇静、镇痛作用。可提高小鼠耐寒、耐缺氧能力，并推迟其死亡时间。以灵芝为主配以白术、田七、川芎等中药，则能显著提高动物的存活率，并能帮助动物度过放射病极期，而使白细胞较早恢复。受照射动物服用灵芝后可增进食欲，改善精神状态。

肿瘤患者在用化学药物治疗和放射治疗后，机体及免疫功能会受到严重损害，抗病能力急剧下降，身体虚弱，出现心悸气短、神疲乏力、失眠等各种虚弱症状。中日友好医院用灵芝孢子粉配合放射治疗和化学治疗，结果表明：肿瘤患者神疲乏力、腹胀、疼痛、恶心、食欲不良、咳嗽、腹泻、便秘等症状均有明显改善，生活质量提高，有效率53.6%。

44.灵芝对神经系统的作用

灵芝对神经系统有镇静、镇痛作用。实验证明，灵芝浓缩液可使小鼠肌肉轻度松弛，减弱攀附能力，可抑制自发活动3～6小时，并能提高小鼠的痛阈。给小鼠腹腔注射灵芝酊（5克/千克）、灵芝发酵浓缩液（10毫升/千克）或菌丝液（5毫升/千克）后，经1～2分钟，即出现镇静作用，表现为自发活动明显减少，肌张力降低。河北新医大学老年慢性气管炎研究组亦报告，腹腔注射灵芝恒温渗滤液（5~10克/千克）能抑制小鼠自发性活动，具有明显的镇静作用。四川医学院报道，给小鼠灌胃灵芝浓缩液20毫升/千克或腹腔注射灵芝液3毫升/千克，均可抑制小鼠自发性活动，作用可持续3~6小时。转笼实验还指出，灵芝浓缩液在镇静作用同时，还减弱小鼠攀附能力，肌肉轻度松弛，其镇静作用随剂量加大而增强。此外，一系列研究报告指出，给小鼠注射灵芝液（20克/千克）能显著增强戊巴比妥钠的麻醉作用的半数有效量（ED_{50}）。灵芝恒温渗滤液能显著延长环己巴比妥钠的作用时间。给小鼠灌胃灵芝浓缩液20毫升/千克，能显著增强戊巴比妥钠的催眠作用。薄盖灵芝发酵液腹腔注射亦可使小鼠自发性活动减少，并可加强氯丙嗪、利血平的镇静作用，拮抗苯丙胺的兴奋作用。这些结果均指出，灵芝及其提取物具有镇静催眠作用。

江海涛等研究灵芝提取物对睡眠的改善作用。方法通过直接睡眠实验、延长戊巴比妥钠睡眠时间、戊巴比妥钠阈下催眠剂量实验和缩短巴比妥钠睡眠潜伏期实验观察灵芝提取物对睡眠的作用。结果表明灵芝提取物在延长戊巴比妥钠睡眠时间、戊巴比妥钠阈下催眠剂量、缩短巴比妥钠睡眠潜伏期均有一定的作用。结论：灵芝提取物对睡眠有一定的改善作用。

西安医学院药理教研组曾报告，给小鼠皮下注射灵芝注射液（10克/千克）能抑制电刺激引起的撕咬反应。江西医学院药理教研组等亦发现，腹腔注射灵芝发酵总碱（1.32克/千克）及发酵浸膏（1.4克/千克）均能显著抑制孤独雄性小鼠的攻击行为，此作用能维持4小时以上。这些结果指出，灵芝能减轻动物的攻击行为，有安定作用。

用热板法测定小鼠疼痛反应，发现灵芝恒温渗滤液腹腔注射（10~15克/千克）有镇痛作用。用电刺激法及热板法进行实验，给小鼠灌胃灵芝浓缩液20毫升/千克或腹腔注射2毫升/千克后，痛阈均有提高。用辐射热法测定大鼠的痛反应，腹腔注射灵芝发酵液5毫升/千克能显著延长痛反应潜伏期，并使近半数动物完全镇痛。

灵芝能改善老年学习与记忆能力，并提高抗氧化活性。胡国灿报道，按卫生部《保健食品功能评价程序和检验方法》规定，采用临床记忆量表评价受试者，证实灵芝确有改善记忆的作用。

灵芝对脑有保护作用。大量的实验证明，灵芝对缺血性脑损伤、老年性痴呆和帕金森病的神经元变性、糖尿病的脑变等都有保护作用。夏一鲁等报道，灵芝有保护鼠脑缺血性损害的作用机制。将赤芝提取物用于光化学诱导的大鼠脑皮质梗死。结果可缩小梗死体积，促进脑梗死区组织的恢复，对脑缺血性损害确有保护作用。证明灵芝对超氧化歧化酶、钠、钾、三磷腺苷酶有保护作用。灵芝对外周和中枢的神经再生都有一定的促进作用。

45. 灵芝对心血管系统的作用

灵芝孢子粉对降低血脂有明显功效，高脂血症患者除血液中血脂含量偏高外，还伴有神疲乏力、头晕目眩、气短、胸闷气憋、食欲不良、腰酸腿软等症状。中日友好医院用灵芝破壁孢子粉治疗高脂血症病人30例，治疗结果：神疲乏力、胸闷发憋等症状的显效率为43.4%，总有效率93.3%；降低血脂的显效率为53.3%，总有效率为80%。

成都军区总医院用灵芝糖浆（灵芝深层发酵液）治疗冠心病心绞痛29例（其中5例合并高血压病，15例血胆固醇高于200毫克/100毫升），每次口服灵芝糖浆5～10毫升，每日3次，4周为一疗程，部分病例治疗2～3个疗程。除个别病例合并应用硝酸甘油或降压药外，均单独应用灵芝糖浆。对心绞痛、心电图等的疗效评定方法均按1972年全国“三病”座谈会所拟标准进行。以1962～1972年间该院收治的冠心病心绞痛病例作为前瞻性对照，进行对比分析。结果：灵芝糖浆治疗冠心病心绞痛的显效率为24.1%，总有效率为79.1%；对心电图缺血性改变的显效率为7.6%，总有效率为69.1%；血清胆固醇下降21毫克/100毫升以上者共18例，占总检查例数的47.3%，波动在20毫克/100毫升以内者占28.9%，上升21毫克/100毫升以上者占23.8%。

中国中医科学院东直门医院用灵芝酊治疗39例冠心病心绞痛患者。所有病例均按北京地区防治冠心病协作组拟定的标准诊断并判断疗效。除1例外，均为轻、中度患者，其中29例合并高血压，6例合并陈旧性心肌梗死。患者每次口服10%～20%灵芝酊10毫升，每日3次，疗程均在6个月以上。结果表明，灵芝酊对冠心病心绞痛的显效率为43.5%，总有效率为89.6%，无效者为10.4%。总有效率及显效率皆以病情属轻度者为高，分别为95.0%和57.1%。按中医分型对心气虚、心阴耗损型的有效率较其他型为高，但显效率又以心气虚型最高。心电图异常的32例中，显效占18.7%，好转占40.6%，总有效率59.3%，心电图显效及好转者，心绞痛亦表现为显效及改善。治疗后复查血脂亦见改善。31例复查血清胆固醇者中，下降＞20毫克/100毫升者23例，占73.7%；上升＞20毫克/100毫升者1例，占3.4%；波动于±20毫克/100毫升以内者7例，占23.3%。30例复查血清β-脂蛋白者中，下降＞50毫克/100毫升以上者22例，占73.3%；上升＞50毫克/100毫升者6例，占20%；波动在±50毫克/100毫升以内者2例，占6.7%。此组病例中，疗前经常服用硝酸甘油或复方硝酸甘油者25例，治疗后停服者18例，占72%；减量者3例，占12%；总停减率为84%。对合并高血压者，除个别病人有轻微降压作用外，其余皆无明显影响。治疗后除心绞痛症状缓解外，对头痛、头晕、心悸、气短、胸闷、疲乏、肢凉怕冷、自汗或盗汗、五心烦热、睡眠、食欲等均有不同程度的改善。极少数病人用灵芝酊后出现口鼻干燥、发痒的副作用。

四川医学院等单位用灵芝（深层培养菌丝液）糖浆治疗295例冠心病患者。剂量为每日口服12～20毫升，共3～6个月。经治疗后，180例有心绞痛症状者中，显效66例，改善77例，总有效率78.4%。平静时心电图显示有心肌损害的50例患者中，治疗后显效15例，改善者7例，总有效率为44%。93例伴有高血压患者，治疗后仅有9例有显著降压疗效，13例改善，总有效率23.6%。271例给药前后测定血清胆固醇含量，血清胆固醇下降的总有效率为63.8%，其中显效（下降＞50毫克/100毫升）98例，中效（下降31～50毫克/100毫升）42例，低效（下降11～30毫克/100毫升）31例。100例用药前后测血三酰甘油的变化，结果三酰甘油下降的总有效率为54%。灵芝糖浆对血脂的影响与用药前血脂水平有关，用药前血清胆固醇及三酰甘油水平越高者，疗效越显著。灵芝糖浆亦使患者睡眠、食欲、体力改善。少数病人用药后出现胃肠道不适、头痛、口干、心慌，一例患者出现荨麻疹，停药后即恢复。

四川抗生素工业研究所报告用灵芝糖浆治疗高胆固醇血症120例的临床疗效。该组病例系确诊为冠状动脉硬化性心脏病患者、冠心病伴高血压高胆固醇血症患者及血浆胆固醇高于20毫克/100毫升之其他病种患者，每次口服灵芝（深层发酵液）糖浆4～6毫升，每日2～3次，连服1～3个月。结果显效者（血浆胆固醇下降＞50毫克/100毫升）55例，占46%；中效者（血浆胆固醇下降31～50毫克/100毫升）31例，占26%；低效者（血浆胆固醇下降10～30毫克/100毫升）17例，占14%；总有效率86%。有效病例多在用药1个月后即有较明显下降，少数患者用药2～3个月方下降。停药之后复查胆固醇值，多数病例仍保持疗效，少数人有所回升。在用药过程中，心悸、心急、心前区痛及水肿等症状有不同程度的改善。

北京友谊医院内科观察灵芝糖浆治疗冠心病高脂血症15例，其中11例有轻度心绞痛症状，3例心电图显示慢性冠脉供血不全。服药前胆固醇250～300毫克/100毫升者9例，301～350毫克/100毫升者6例；β-脂蛋白＞80毫克/100毫升者6人，＜70毫克/100毫升者仅2人。灵芝糖浆每次口服20毫升，每日2次，共服药10～14周，服灵芝期间停用一切降脂药物。治疗结束后，胆固醇低于200毫克/100毫升者6例，降低＞100毫克/100毫升者4例，降低＞50毫克/100毫升者14例；β-脂蛋白＜70毫克/100

毫升16例。停药1月后随访9例，仅3例患者胆固醇及β-脂蛋白重新升高，其余6例保持正常水平。此组患者应用灵芝后，除血脂降低外，有2例心绞痛好转，多数病人食欲增加，睡眠转好。

中华医学会南京分会心血管病分会用灵芝舒心片（灵芝浓缩培养液制剂）治疗冠心病103例，结果表明该药对心绞痛症状、心电图异常和高血脂均有一定疗效。90例有心绞痛症状的患者，治疗后症状消失者76例，有效率84%。心电图异常的35例患者，治疗后有18例改善，有效率51.4%。25例治疗前后均查血脂者，此药降胆固醇有效率为64%，降三酰甘油和β-脂蛋白均为68%。湖南医学院第二附属医院等用灵芝舒心片治疗31例冠心病患者，对心绞痛症状、心电图异常和高血脂均有一定疗效，有效率分别为77.8%、65.2%和66.7%。

下面的实验证明，灵芝有强心作用，对心肌缺血有保护作用，能降低血压、血脂，有抑制动脉粥样硬化形成的作用。

林志彬等证实给兔注射灵芝酊发现心收缩力增强41.1%，而心率无明显变化。

实验证明灵芝可显著降低T波，增加心肌营养性血流量，改善心肌微循环，增加心肌供氧，保护心肌缺血。

给患原发性高血压的大鼠喂灵芝后发现血压明显下降，可能是灵芝三萜类化合物中的一些成分对血管紧张素转换酶发生抑制作用产生降压作用的。灵芝中的灵芝酸能抑制血浆及肝脏中的胆固醇和三酰甘油的合成。

文志斌等报道了灵芝合剂对实验性血栓形成的影响。研究结果显示，灵芝合剂组体外和体内（经颈外静脉和颈总动脉内）形成的血栓重度和长度均较对照组明显减轻和缩短，提示灵芝合剂对家兔实验性血栓形成具有明显的抑制作用，其抗血栓形成机制可能与抗凝、抑制血小板活化和增加血管内皮细胞抗血栓能力有关。

衣艳君等报告了灵芝降血脂作用的实验研究。以大鼠为实验动物，研究灵芝对大鼠血脂水平的影响，结果表明，灵芝能有效降低血清中三酰甘油(TG)、胆固醇(TC)、低密度脂蛋白(LDL-C)含量及LDL-C/HDL-C比值，具有明显的降血脂作用。

46. 灵芝对呼吸系统的作用

灵芝能镇咳、祛痰、平喘，对慢性气管炎有治疗作用。

镇咳作用：用小鼠氨水引咳法镇咳实验，腹腔注射灵芝水提液，用氨水使小鼠咳嗽，用灵芝后有明显的镇咳作用，咳嗽次数减少，引咳潜伏期延长；但灵芝制剂对电刺激猫喉上神经引起的咳嗽无镇咳作用。

平喘作用：对组胺引起的离体豚鼠气管平滑肌收缩有解痉平喘作用，使喘息发作潜伏期明显延长。实验表明灵芝酊、灵芝液、灵芝菌丝体乙醇提取液及浓缩发酵液对组胺引起的豚鼠离体气管平滑肌收缩有解痉作用，且此作用与所用药物浓度成正比。将豚鼠置于喷雾箱中，喷以一定浓度的组胺溶液，可使之产生“喘息”（呼吸困难、抽搐直至翻倒）。预先腹腔注射灵芝酊或灵芝液（5~10克/千克)、灵芝菌丝体乙醇提取液（3.75克/千克）及灵芝发酵浓缩液（5毫升/千克）可使少数动物不产生“喘息”，或可使“喘息”发作的潜伏期显著延长。灵芝抑制组胺和引发过敏的慢反应物质释放的作用亦与其平喘作用有关。

祛痰作用：用小鼠酚红法进行祛痰实验，腹腔注射上述镇咳实验时采用的灵芝制剂，多可使小鼠气管冲洗液中酚红含量增加，即有祛痰作用。但灵芝发酵浓缩液无效。由于目前对酚红法祛痰实验的意义有肯定和否定两种认识，故对以上结果应结合临床研究进一步探讨。

对慢性气管炎动物的治疗作用：用复方灵芝（内含灵芝菌丝体和银耳孢子）治疗慢性气管炎大鼠（用杂木锯末和烟丝燃烟熏6周形成，均有典型慢性气管炎病理改变）共4周，可见气管的纤毛柱状上皮的再生修复快而完全；气管软骨变性恢复也较快，多在给药后1~2周恢复正常，而对照组则需4周方可完全恢复。

灵芝制剂对慢性支气管炎的咳、痰、喘三种症状均有一定疗效，但对喘的疗效尤著。此外，灵芝制剂对哮喘亦有较好疗效。有报告指出，用灵芝酊剂和煎剂治疗64例哮喘患者，总有效率达87.5%，其中48%临床症状完全消失。灵芝深层培养菌丝的乙醇抽提物对儿童哮喘有较好的疗效，有效率80%，显效及痊愈达46.7%。另有报告指出，用紫芝糖浆（每毫升含紫芝菌丝体1g）治疗125例哮喘及哮喘性支气管炎取得较好疗效。服法为：3岁以内日服5毫升，4～9岁日服8毫升，10～15岁日服10～15毫升，15岁以上日服20毫升。疗程两个月。少数严重者服药两个疗程。结果总有效率95%，痊愈率32%，显效率39%。

灵芝制剂对中医分型属于虚寒型及痰湿型患者疗效较好，肺热型及肺燥型疗效较差。

北京防治慢性支气管炎灵芝协作组观察灵芝对20例痰湿型慢性支气管炎患者痰IgA含量的影响，发现在服用灵芝4个月后，痰内IgA含量普遍升高。似表明灵芝具有提高支气管黏膜局部防御功能或修复支气管黏膜损伤的能力。

47. 灵芝对消化系统的作用

灵芝对消化性溃疡有保护性作用。当胃肠道的侵蚀性因素超过了黏膜的保护性因素时就形成了溃疡。侵蚀性因素包括胃酸、胃蛋白酶、胆汁、某些药物、幽门螺旋杆菌感染、乙醇或应激刺激等；保护性因素包括黏液分泌、黏膜血流量及损伤后黏膜的修复和再生。实验证明，灵芝能抑制胃酸分泌，促进胃黏液分泌、增加胃黏膜血流量从而保护胃黏膜。

灵芝对肠平滑肌的作用。在离体兔肠实验中，灵芝恒温渗滤液浓度为0.016%～0.5%时，能兴奋兔肠，随着药液浓度增高，肠管紧张度增加，而收缩幅度减小；当药物浓度达1%时，有些标本呈现抑制；药物浓度为2%时，全部标本均表现张力降低，随后麻痹。在体兔肠实验中，灵芝恒温渗滤液（0.0625～1.0克/千克静脉注射）能兴奋肠管活动。离体动物肠实验结果表明，灵芝酊及其水溶液对离体兔小肠和离体豚鼠肠呈现抑制作用。灵芝酊的抑制作用强于其水溶液的作用。灵芝酊及水溶液还能拮抗乙酰胆碱对肠平滑肌的兴奋作用。还有报告指出，灵芝菌丝的乙醇抽提物能拮抗组胺对离体豚鼠肠的兴奋作用。

灵芝对化学及病毒引起的肝损害有保护作用。灵芝能减轻对肝脏解毒功能的损害和病理组织改变，降低血清谷丙转氨酶和肝小叶炎性细胞浸润。有统计用灵芝多糖综合疗法治疗慢性乙型肝炎，达到了慢性迁延性肝炎治愈率为71.43%、慢性活动性肝炎治愈率为53.33%的良好效果。四氯化碳（CCl_4）是一种肝脏毒物，进入体内可使实验动物迅速发生中毒性肝炎，除有明显的肝功能障碍外，并出现典型的中毒性肝炎的病理组织学改变。发现连续给小鼠口服灵芝酊（10克/千克）8天，能减轻CCl_4引起的病理组织学改变，并减轻CCl_4对肝脏解毒功能的损害，使CCl_4中毒性肝炎小鼠代谢中枢抑制药硫喷妥钠的能力明显增强。灵芝子实体液、菌丝体液和二者合并的灵芝全草汤对小鼠CCl_4中毒性肝炎亦有一定的防治作用。无论预先给药或形成CCl_4肝炎后再给药，均能不同程度地减轻CCl_4引起的肝功能损害，降低血清谷丙转氨酶（SGPT），减轻肝小叶炎性细胞浸润，促进肝细胞再生。刘耕陶等（1979）证明，灵芝或紫芝乙醇提取物对CCl_4肝炎小鼠的SGPT升高，均有明显降低作用。灵芝乙醇提取物还使CCl_4肝炎动物升高的肝脏三酰甘油含量降低。灵芝和紫芝都能使灌胃给予dl-乙硫氨酸小鼠肝脏三酰甘油含量较对照组明显降低，前者的作用似较后者稍强。灵芝和紫芝乙醇提取物还能明显促使部分切除肝脏的小鼠肝脏再生，并明显降低洋地黄毒苷或吲哚美辛中毒小鼠的死亡率。上述结果证明，灵芝和紫芝确有保肝作用，它们可减轻化学药物（毒物）对肝脏的损伤，加强肝脏代谢药物（毒物）的解毒功能。关洪昌等（1981）进一步研究了灵芝多糖D_6对小鼠蛋白质、核酸合成和肝匀浆细胞色素P-450含量的影响。结果发现灵芝多糖D_6（74毫克/千克每日腹腔注射1次，共7天）

能促进3H-亮氨酸（3H-Leu）参入小鼠血清蛋白质和肝脏蛋白质，还能促进3H-尿嘧啶核苷（3H-UR）参入肝脏RNA，但对3H-胸腺嘧啶核苷（3H-TdR）参入肝脏DNA无明显影响。灵芝多糖还能增加小鼠肝匀浆细胞色素P-450含量，这一发现进一步阐述了灵芝保肝解毒作用的机制。

灵芝制剂用于治疗病毒性肝炎，总有效率为73.1%～97.0%，显效（包括临床治愈率）为44.0%～76.5%。其疗效主要表现为：乏力、食欲不振、腹胀及肝区疼痛减轻或消失；肝功能检查如血清谷丙转氨酶（SGPT）恢复正常或有不同程度的降低；肿大的肝、脾恢复正常或有不同程度的缩小。一般说来，对急性肝炎的效果较慢性或迁延性肝炎为好。

湖南省人民医院用灵芝糖浆（每100毫升含生药20克，蔗糖33克）治疗肝炎患者54例（慢性47例，急性7例），每次口服20～40毫升，每日3次。服药2月后，49例有效，其中痊愈（自觉症状消失，肝功能检查恢复正常）6例，显效（自觉症状消失，肝脏缩小，肝功能检查接近正常）19例，好转（症状及体征减轻）27例。显效以上占44%，总有效率达98%。

湖南中医学院附属二院内科报告用灵芝糖浆治疗无黄疸型肝炎41例（其中26例系住院患者，15例为门诊患者）。灵芝糖浆（灵芝子实体乙醇浸出液，浓缩后加50%糖，使之含生药10%）每次口服20毫升，每日3次。部分病例合用中药及其他保肝药。比较治疗前后的症状、物理检查（肝脾大小、硬度、压痛）及实验室检查（肝功能、血小板及白细胞计数、尿常规等）来判断临床疗效。结果符合临床痊愈者（症状、体征及肝功能均恢复正常，肝脏缩小至肋下1厘米以内）22例，占53%；显效者（症状减轻，SGPT降至正常或接近正常，肝、脾较前缩小1厘米以上）7例，占17%；进步（症状减轻，肝功能较前稍好转，SGPT降低超过原来一半以上，但仍在100U以上，肝脾肿大无明显改变）11例，占27%；无效1例，占3%。41例中治疗前SGPT超过300U者25例（其中9例在500U以上），经1～3月治疗后，23例均降至正常。18例住院患者肝脾肿大在1.5厘米以上，最大者在肋下7厘米，治疗后5例缩小到1厘米以内，5例有不同程度缩小，8例无变化。18例住院患者，治疗前血小板低于100×10^9/升，治疗后有9例上升至100×10^9/升以上，其余改变不明显。研究者认为：灵芝糖浆对肝炎患者确有一定疗效，但以肝功能损害不严重，仅SGPT较高者，特别是急性期患者较好。

北京积水潭医院内科曾用灵芝蜜丸治疗各种肝炎35例，疗效小结如下：该组患者中，急性肝炎6例，迁延性肝炎26例，慢性肝炎3例。诊断及疗效评定均按北京市肝炎协作组所定标准进行。患者每次服灵芝蜜丸（每丸含灵芝子实体1.5克）1丸，每日2次，疗程至少1个月以上。用灵芝期间不用其他保肝药物。治疗结果显效5例，有效10例，总有效率42.8%。对急性肝炎的疗效似优于迁延性肝炎，对3例慢性肝炎均无效。对各种肝炎的症状性疗效均较好，35例患者中，有25例患者的乏力、食欲不振及腹胀等症状消失或改善，其中11例肝区疼痛消失。

福建泰宁县医院与清流县医院比较灵芝（深层培养液）糖浆和西药对病毒性肝炎的临床疗效。灵芝组83例患者，每日口服灵芝糖浆45～60毫升，共1个月，总有效率达95.2%，而西药对照组30例患者总有效率仅80%，两组间有显著差异（$P < 0.05$）。

从以上资料不难看出，灵芝制剂对肝炎有一定疗效，尤其是对急性肝炎效果较好，对其他类型肝炎也有一定效果。中医药学早有灵芝“补肝气”、“益脾气”的说法，药理实验也证明灵芝对动物实验性肝炎有保护作用，均与临床所见一致。此外，灵芝的免疫调节作用可能也与其对肝炎的疗效有关。

48．灵芝的降血糖作用

有报告指出给葡萄糖负荷大鼠灌胃灵芝子实体水提取物，可降低大鼠血糖。灵芝可能提高了胰岛血液循环，提高胰岛细胞生理功能和分泌胰岛素能力，加快了葡萄糖的代谢，并促进外周组织和肝脏对葡萄糖的利用。

Kimura等（1988）报告，给予灵芝子实体水提物灌胃，可降低葡萄糖负荷大鼠的血糖水平。Kikino等（1989）研究了灵芝降血糖的有效成分，发现从灵芝子实体中提取的多糖ganoderan A、B、C具有降血糖作用。它们是肽多糖或不含肽多糖，分子量范围7400~20000。现已证明，肽多糖ganoderan B能提高正常小鼠和糖负荷小鼠血浆胰岛素水平，但对胰岛素与脂肪细胞的结合过程无影响。Ganoderan B可明显促进肝脏葡萄糖激酶、磷酸果糖激酶、葡萄糖-6-磷酸和糖原合成酶活性，降低肝脏葡萄糖-6-磷酸脱氢酶活性。在对血浆总胆固醇和三酰甘油水平无影响的情况下，可降低肝糖原含量。

49. 灵芝对艾滋病（AIDS）的作用

人感染了人类免疫缺陷病毒（HIV）后，免疫系统逐渐被破坏，使人体失去了抵抗疾病的能力，最终因各种机会性感染而死亡。实验证明，灵芝子实体和孢子所含成分如三萜类化合物，在体外可抑制HIV的增殖，灵芝的抗HIV作用可能与其抑制HIV反转录酶和蛋白酶活性有关。

韩国的Kim等报告了灵芝抗人类免疫缺陷病毒（HIV）的作用。实验用的灵芝子实体水提取液分为高、低分子量两部分。水提取后的子实体再经甲醇提取，提取物依其电荷分为8个部分。取上述提取物对人T淋巴母细胞（CEMIW）进行XTT抗病毒实验，观察上述灵芝提取物对未受病毒感染细胞的50%抑制浓度（IC_{50}），对受病毒感染细胞的50%有效保护浓度（EC_{50}）及体外治疗指数（TI，IC_{50}/EC_{50}）。此外，还观察提取物对HIV-1（HXBC2病毒毒株）感染的Jurkat T淋巴细胞培养上清液中病毒逆转录酶（RT）活性的影响。结果发现，灵芝子实体水提取液的高分子量部分（GK-HMW）既无细胞毒性，亦无抗HIV活性。低分子量部分对靶细胞无毒性，但对病毒增生有很强抑制作用，其IC_{50}

为125微克/毫升，EC_{50}为11.0～11.2微克/毫升，TI值为11.1～11.3。甲醇粗提取物（GLA）、正己烷层（GLB）和乙酸乙酯层（GLC）的IC_{50}分别为43.6～44.4微克/毫升、21.5～22.4微克/毫升和27.1～29.3微克/毫升，EC_{50}分别为14.4～43.6微克/毫升、15.2～21.5微克/毫升和27.1～29.3微克/毫升。中性部分（GLE）和碱性部分（GLG）的IC_{50}分别为14.8～15.0微克/毫升和22.4～24.6微克/毫升，EC_{50}分别为14.8～15.0微克/毫升和22.4～24.6微克/毫升。表明这些部分的细胞毒性和抗HIV活性均较强。水可溶部分（GLD）、酸性部分（GLF）和两性部分（GLH）均既无细胞毒性，也无抗HIV活性。在对病毒逆转录酶活性的测试中，GLC和GLG均具有明显抗HIV作用。GLC（50微克/毫升）与Jurkat T细胞共同培养3天后，可抑制病毒增生达75%，GLG（100微克/毫升）亦可抑制病毒增生达66%，这些结果与XTT实验结果一致。这些结果表明灵芝子实体水提取物的低分子量部分、甲醇提取物的中性和碱性部分能抑制HIV增殖。

50.灵芝的抗疲劳作用

张安民等报道了灵芝液对运动员抗疲劳作用及对血中超氧化歧化酶（SOD）、过氧化氢酶（CAT）、过氧化脂质（LPO）的影响。通过对动物基础实验研究和对运动员训练的应用研究，证实灵芝液能明显提高和机体血红蛋白含量及耐疲劳能力的作用，能加速血乳酸的清除，加强血液中SOD和CAT的活力，抑制血中LPO增高，从而揭示灵芝能抗疲劳。

针对灵芝在增加运动持久力的功效评估，科学家曾做过以下实验：将小鼠放在旋转或行走器中，观察其长期奔跑时身体的持久力。经过30天的累计结果显示，每日喂食灵芝水溶液的小鼠，不论雄性或雌性，在跑旋转笼时，比对照组的小鼠可多跑1.2倍的距离；放在行走器上则多出1.1倍。将此项实验套用在大鼠身上，得到的结果显示服用灵芝组优于对照组。这个研究显示：灵芝能明显增强动物在运动状态下的持久力，推测其原因应与灵芝提升心肺功能、促进血液循环有很大的关系。证明灵芝可增强身体运动时的耐力和持久力。

人在剧烈运动和高海拔环境中，会快速燃烧氧气，造成细胞急性缺氧，进而引发疲劳，身体处于暂时性缺氧状态，出现眩晕、头痛、疲倦、恶心、呼吸急促、脉搏加速等症状。经科学研究证实，无论是以注射肾上腺素或是将小鼠置于低压舱的环境，使其陷入暂时性缺氧状态，再给予灵芝制剂，结果均显示：灵芝能提高小鼠抗急性缺氧的能力达30%以上,并可在窒息性缺氧状态中，使其存活时间延长20分钟以上，因此，灵芝能提高细胞暂时缺氧的耐受力，可降低身体的疲劳感。科学家以469人做实验，在上山前每日给予服用灵芝菌丝片或灵芝舒心片，结果这些受试者由平地进入高山时的发病率显著下降，97.5%的人没有出现任何高山症状。另一项以978名军人进行的类似实验也发现，83%没有出现头痛，96%不会恶心欲吐。

灵芝确实能增强运动员的耐力和克服疲劳的能力，亦能协助人体应对突然的缺氧状态。因此，灵芝可作为运动员的补品。

在大量实验研究中发现，多次灌胃给予灵芝酊和灵芝液（10克/千克）及一次腹腔注射灵芝发酵液（10毫升/千克）、灵芝菌丝液（5毫升/千克）均能显著提高小鼠耐受常压缺氧的能力。腹腔注射灵芝液还能显著提高预先皮下注射异丙肾上腺素的小鼠耐受急性缺氧的能力，这表明在组织耗氧量增加、对缺氧耐受力降低的情况下，灵芝仍能提高机体对缺氧的耐受能力。口服或腹腔注射灵芝浓缩液还明显增强小鼠耐受低气压－76.45～－77.84千帕（－550～－560毫米汞柱）缺氧的能力。如湖南医药工业研究所对从灵芝发酵液中提取出的氨洗脱液的抗缺氧作用进行了深入的研究。发现腹腔注射灵芝氨洗脱液10毫升/千克（约1/20 LD_{50}）能提高小鼠抗低压舱（相当11000米高度）缺氧耐力30%以上，还显著提高小鼠抗窒息性缺氧的耐力，使动物平均存活时间延长20分钟左右。在此剂量条件下，灵芝氨洗脱液还明显降低小鼠的耗氧量和死亡率。腹腔注射灵芝氨洗脱液20毫升/千克还可以使在低压舱缺氧状态下（相当于9500米高空）的大鼠心肌ATP含量较对照组增加61.9%。此结果指出，灵芝氨洗脱液部分是灵芝发酵液提高小鼠耐受缺氧能力的有效成分。腹腔注射发酵灵芝总碱（相当于0.23克生药/千克）能显著提高小鼠耐受低气压缺氧和常压缺氧的能力，并明显降低小鼠整体耗氧量。野生紫芝总提取物或醇提取物也有类似抗缺氧作用。陈文为等(1983)报告,灵芝液能增加健康人工红细胞(离体)和大鼠红细胞(整体)中2, 3-二磷酸甘油酸（2, 3-DPG）含量，并证实灵芝的这一作用与其中含有的腺苷有密切关系。已知2, 3-DPG是人类和哺乳动物红细胞内糖酵解旁路的中间代谢物，是调节血红蛋白与氧亲合力的主要小分子物质。其含量增高,使氧合血红蛋白解离曲线右移,有利于外周毛细血管中氧合血红蛋白释放更多的氧，供组织细胞需氧代谢消耗。灵芝的这一作用有助于组织获得较多氧，增加机体的抗病能力。

51.灵芝的抗过敏作用

实验证明赤芝发酵浓缩液能显著地抑制卵蛋白抗血清及破伤风抗血清被动致敏皮肤反应的基础上，观察了赤芝发酵浓缩液及其不同提取部分对卵蛋白及破伤风类毒素主动致敏豚鼠肺组织释放组胺及过敏的慢反应物质（SRS-A）的影响。结果证明，赤芝发酵浓缩液能显著地抑制这两种过敏反应介质的释放，且其作用强度与所用药物浓度成正比。从灵芝发酵浓缩液中提出的酸性物Ⅰ和Ⅱ可能是这一作用的有效组分。灵芝发酵液也能显著地抑制卵蛋白主动致敏豚鼠肺组织释放组胺。Kino等（1989）用小牛血清（BSA）加佐剂经皮下或腹腔注射致敏CFW小鼠，然后腹腔注射灵芝-8（LZ-8）6.9毫克/千克或7.4毫克/千克，每周2次，第17天小鼠静脉注射BSA进行攻击，结果对照组小鼠全部出现速发型过敏反应症状，少数死亡。而LZ-8组无一出现。在第17天与BSA攻击同时静脉注射LZ-8，小鼠仍出现速发型过敏反应，表明LZ-8预防但不能治疗速发型过敏反应。预防给予LZ-8还可抑制由BSA致敏而引起的Arthus反应。Kohda等（1985）报告，从赤芝中提出的ganoderic C_1和C_2（0.4微克/毫升）对肥大细胞释放组胺有抑制作用。Tasaka等（1988）从灵芝发酵液中提取到棕榈酸、硬脂酸、油酸、亚麻油酸，其中油酸具有膜稳定作用，可抑制组胺释放和^{45}Ca摄取。随后他们又从赤芝培养物中分离出一种环八硫（cyclooctasulfur），可抑制大鼠腹腔肥大细胞释放组胺，并阻止肥大细胞摄取^{45}Ca，但对细胞内cAMP无影响。进一步研究发现，环八硫可诱导肥大细胞膜上蛋白结合位点的变化，提示环八硫与膜蛋白质相互作用，从而抑制^{45}Ca的摄取。这可能是其抑制组胺释放的主要原因。

从以上研究结果可见，灵芝抗过敏作用的有效成分较为复杂，非单一成分可阐述清楚，有待深入研究。

52.灵芝的其他作用

刘耕陶等报告，除草剂2, 4-二氯苯氧乙酸（简称2, 4-D）能引起小鼠血清醛缩酶显著升高，并伴随有受刺激出现角弓反张状态的肌强直反应。在注射2, 4-D前后，给小鼠腹腔注射从薄盖灵芝菌丝体中提出的薄醇水（20克/千克）和灵芝子实体水制剂（30克/千克）各1次，均能使升高的血清醛缩酶明显降低。从薄盖灵芝菌丝体提取物中分离出的尿嘧啶和尿嘧啶核苷亦有降低血清醛缩酶的作用，表明此二进制成分是薄盖灵芝菌丝体降低血清醛缩酶的两种有效成分。体外实验还证明，尿嘧啶核苷对血清醛缩酶活性并无直接抑制作用。故灵芝及其有效成分降低血清醛缩酶作用并非由于直接抑制了该酶的活性，可能是对2, 4-D所致肌肉损伤有某种保护作用。

彭华民等用电镜进行的超微结构研究证明，用灵芝浸膏治疗烧伤大鼠，可使烧伤大鼠心肌超微结构保持得比较完整，结构比较清晰，线粒体无明显肿胀，其嵴排列较整齐，线粒体保持较完整。

每天给大鼠腹腔注射灵芝子实体总提取物12毫克/100克，共14天，可使心肌组织和血浆中的环磷酸腺苷（cAMP）水平升高。

在内毒素诱发的播散性血管内凝血大鼠，给予灵芝水提取物能防止血小板和纤维蛋白原的减少，延长前凝血酶原时间，增加纤维蛋白降解产物，防止肝静脉血栓形成。体外实验证明，灵芝水提液可抑制胶原酶诱发的血小板聚集反应。

53.灵芝的毒性实验

李厚勇等对灵芝粉毒性进行了鉴定。

Ⅰ 急性毒性实验：大小鼠经口LD_{50}大于10000毫克/千克。

Ⅱ 蓄积毒性实验：蓄积系数大于5，表明无蓄积毒性。

Ⅲ 骨髓微核实验及睾丸染色体畸变实验：选用5000毫克/千克和500毫克/千克剂量给小鼠连续灌胃5天，结果均为阴性。

Ⅳ Ames实验：实验菌株为TA97、TA98、TA100和TA102在加或不加S9混合液的条件下，4个菌株诱发的回变菌落数均未超过阴性对照组的2倍，重复实验结果也基本一致。

Ⅴ 致畸实验：按照传统的致畸方法，以1000～200毫克/千克剂量，给大鼠染毒，结果也为阴性。

Ⅵ 喂养实验：按5000和100毫克/千克剂量每日经口给大鼠灌胃，每周6次，连续90天发现动物在整个实验期间的活动及体重增长均正常，化验结果表明，在实验前中和后期的血常规、肝、肾功能、血脂和蛋白质及组织病理变化与阴性对照比较均无显著性差异。由此可见，灵芝粉属实际无毒类物质，无诱变性和致畸作用。喂养实验表明，对动物的活性和体重增长，以及各项生化检查及组织病理学检查均无不良影响，表明长期食用灵芝对人是较为安全的。

在亚急性毒性实验中，给幼大鼠灌胃饲以灵芝冷醇提取液(1.2及12克/千克)共30天,结果对生长发育无不良影响。肝功能、心电图等未见明显异常，心、肝、肾、肺、脾、脑及肠等脏器的病理组织学检查亦未见明显异常。每日给狗灌胃灵芝冷醇提取液（12克/千克）共15天，然后再给灵芝热醇提取液（24克/千克）共13天，前后共给药28天，观察指标均同大鼠亚急性毒性实验，结果也基本相同。灵芝糖浆对小鼠、兔及狗的亚急性毒性实验结果亦指出，灵芝的毒性低，大剂量服药10～20天，对动物的食欲、体重、肝肾功能及血象均无不良影响。心、肺、肝、肾等重要脏器无明显病理改变。

首都医科大学食品毒理实验报告指出：灵芝孢子粉对大鼠用霍恩氏法灌胃，各组实验动物活动正常，毛色光泽度好，未发现任何异常，证明灵芝孢子粉对动物完全没有毒性，是一种安全可靠的物质。

通过对动物的急性和亚急性毒性实验表明，灵芝的毒性极低，证实了古人对灵芝的认识“性温、平、无毒”是正确的。

第八章　灵芝对肿瘤情有独钟

灵芝在肿瘤方面的应用可以说是现代灵芝研究的最突出特点，本书在这方面也占了较大的篇幅，所以我们有必要了解一些肿瘤的常识。

现在患肿瘤疾病的人很多，肿瘤是多种因素造成的，恶性肿瘤发病率呈逐年上升的趋势，是当前中国病死率最高的疾病，预测今后20年癌症的病死人数将比现在增加1倍。

肿瘤一词在医学专著中定义为“肿瘤是人体器官组织的细胞，在外来和内在有害因素的长期作用下所产生的一种以细胞过度增殖为主要特点的新生物。这种新生物与受累器官的生理需要无关，不按正常器官的规律生长，丧失正常细胞的功能，破坏了原来器官结构，有的可以转移到其他部位，危及生命。”肿瘤（Tumor）是机体在各种致癌因素作用下，局部组织的某一个细胞在基因水平上失去对其生长的正常调控，导致其克隆性异常增生而形成的新生物。一般认为，肿瘤细胞是单克隆性的，即一个肿瘤中的所有瘤细胞均是一个突变的细胞的后代。一般将肿瘤分为良性和恶性两大类。所有的恶性肿瘤总称为癌症（cancer）。

肿瘤细胞具有异常的形态、代谢和功能，并在不同程度上失去了分化成熟的能力。肿瘤生长旺盛，并具有相对的自主性，即使致瘤因素已不存在，仍能持续性生长，提示肿瘤细胞的遗传异常可以传给子代细胞。每个肿瘤细胞都含有引起其异常生长的基因组的改变。肿瘤性增生不仅与机体不协调，而且有害。

肿瘤极大者，通常生长缓慢，多为良性；恶性肿瘤生长迅速，短期内即可带来不良后果，因此常长不大。具有局部浸润和远处转移是恶性肿瘤最重要的特点，并且是恶性肿瘤致人死亡的主要原因。恶性肿瘤由于分化不成熟、生长较快，浸润破坏器官的结构和功能，并可发生转移，因而对机体影响严重。恶性肿瘤除可引起局部压迫和阻塞症状外，还可有发热、顽固性疼痛，晚期可出现严重消瘦、乏力、贫血和全身衰竭的状态。癌症为恶性肿瘤，是由人体内正常细胞演变而来的。正常细胞变为癌细胞后，就像一匹脱缰的野马，人体无法约束它，产生所谓的“异常增长”。异常增长是相对于细胞的正常增生而言的。人体细胞有一个生长、繁殖、衰老、死亡的过程。老化的细胞死亡后就会有新生的细胞取代它，以维持机体组织和器官的正常功能。可见，人体绝大部分细胞都可以增生。但是这种正常细胞的增生是有限度的，而癌细胞的增生则是无止境的。正是由于这种恶性增生，使人体大量营养物质被消耗。同时，癌细胞还能释放出多种毒素，使人体产生一系列症状。

《神农本草经》把灵芝列为上品，谓紫芝“主耳聋，利关节，保神益精，坚筋骨，好颜色，久服轻身不老延年”，谓赤芝“主胸中结，益心气，补中增智慧不忘，久食轻身不老，延年成仙”。在古人对灵芝认识的基础上，经现代的科学研究证明，灵芝在许多疾病治疗、预防保健、美容等方面具有广泛的用途，又极少有副作用，所以极具开发价值。近年来，对灵芝的研究如雨后春笋，临床报道颇多，归纳起来有以下几方面：

灵芝对肿瘤、慢性支气管炎、哮喘、冠心病、高脂血症、神经衰弱、肝炎、白细胞减少症等疾病有较好的疗效；另外还对弥漫性或局限性硬皮病、皮肌炎、多发性肌炎、红斑狼疮、斑秃、银屑病、进行性肌营养不良、白塞综合征、视网膜色素变性、克山病等有一定疗效；灵芝还用于健康人群的保健。

54. 肿瘤的分级和分期

肿瘤的分级和分期一般只用于恶性肿瘤。

肿瘤的分级：Ⅰ级为分化良好，属低度恶性；Ⅱ级为分化中等，属中度恶性；Ⅲ级为分化很差，属高度恶性。

肿瘤的分期：根据原发肿瘤的大小、浸润深度、范围以及是否累及邻近器官、有无淋巴结转移、有无血源性或其他远处转移确定肿瘤发展的程期或早晚。国际上广泛采用TNM分期系统。T是指肿瘤的原发灶，随着肿瘤的增大依次用T_1-T_4来表示；N指局部淋巴结受累及，淋巴结未累及是用N_0表示，随着淋巴结受累及的程度和范围的扩大，依次用N_1-N_3表示；M指远处转移，无远处转移者用M_0表示，有远处转移用M_1表示。

原发肿瘤（T）分期：

T_x 原发肿瘤大小无法测量；或痰脱落细胞、支气管冲洗液中找到癌细胞，但影像学检查和支气管镜检查未发现原发肿瘤。

T_0 没有原发肿瘤的证据。

T_1 单个肿瘤结节，无血管浸润。

T_2 单个肿瘤结节，并伴血管浸润；或多个肿瘤结节，最大径均≤5cm。

T_3 多个肿瘤结节，最大径＞5cm；或肿瘤侵犯门静脉或肝静脉的主要分支。

T_4 肿瘤直接侵犯除胆囊以外的附近脏器，或穿破内脏腹膜。

55. 怎样区分良性肿瘤与恶性肿瘤

良性肿瘤和恶性肿瘤的生物学特点明显不同，因而对机体的影响也不同。区别良性肿瘤与恶性肿瘤对于肿瘤的诊断与治疗具有重要意义。

（1）组织分化程度：良性肿瘤分化好，异型性小，与原有组织的形态相似；恶性肿瘤分化不好，异型性大，与原有组织的形态差别大。

（2）核分裂象：良性肿瘤核分裂象无或稀少，不见病理核分裂象；恶性肿瘤核分裂象多见，并可见病理核分裂象。

（3）生长速度：良性肿瘤缓慢，恶性肿瘤较快。

(4) 生长方式：良性肿瘤多见膨胀性和外生性生长，前者常有包膜形成，与周围组织一般分界清楚，故通常可推动；恶性肿瘤为浸润性和外生性生长，前者无包膜形成，与周围组织一般分界不清楚，故通常不能推动，后者伴有浸润性生长。

(5) 继发改变：良性肿瘤很少发生坏死和出血，恶性肿瘤常发生坏死、出血和溃疡形成。

(6) 转移：良性肿瘤不转移，恶性肿瘤常有转移。

(7) 复发：良性肿瘤手术后很少复发，恶性肿瘤手术等治疗后经常复发。

(8) 对机体影响：良性肿瘤较小，主要引起局部压迫或阻塞，如发生在重要器官也可引起严重后果；恶性肿瘤较大，除压迫、阻塞外，还可以破坏原发处和转移处的组织，引起坏死出血合并感染，甚至造成恶病质。

良性肿瘤与恶性肿瘤之间有时并无绝对的界限，某些肿瘤的组织形态介于两者之间，称为交界性肿瘤。如卵巢交界性浆液性乳头状囊腺瘤和黏液性囊腺瘤。即使是恶性肿瘤其恶性程度亦各不相同。有些良性肿瘤可发生恶性变化，个别恶性肿瘤也可停止生长甚至消退。如结肠息肉状腺瘤可恶变为腺癌，个别的恶性肿瘤如恶性黑色素瘤也可由于机体的免疫力增强等原因，可以停止生长甚至完全消退。又如见于少年儿童的神经母细胞瘤的瘤细胞有时能发育为成熟的神经细胞，有时甚至转移灶的瘤细胞也能发育成熟，使肿瘤停止生长而自愈。但这种情况十分罕见。

56. 肿瘤能预防吗

细胞组织如果异常生长，就会出现肿瘤，它在人体内没有任何功能，并且常会妨碍正常的身体功能。肿瘤的形成似乎与环境及饮食两大因素有关，当患者改变饮食习惯，并补充维生素及矿物质以后，有些人的肿瘤变小，甚至消失了。这是因为适当的饮食能增强免疫系统，进而抑制肿瘤的生长。所以我们在生活中要养成良好的生活习惯。世界卫生组织预言，如果人们都不再吸烟，5年之后，世界上的癌症将减少1/3。不吃过咸过辣的食物，不吃过热过冷、过期及变质的食物，不吃用被污染的食物，如被污染的水、农作物、家禽鱼蛋、发霉的食品等，要吃一些绿色有机食品，要防止病从口入。年老体弱或有某种疾病遗传基因者酌情吃一些防癌食品和含碱量高的碱性食品；保持良好的精神状态，有良好的心态应对压力，劳逸结合，不要过度疲劳。因为压力是重要的癌症诱因，中医认为压力导致过劳体虚，从而引起免疫功能下降、内分泌失调，压力也可导致精神紧张引起气滞血瘀、毒火内陷等；加强体育锻炼，增强体质，提高耐寒能力和机体抵抗力，冬天坚持用冷水洗脸、洗手，睡前按摩脚心、手心，都对身体有一定帮助；生活要规律，生活习惯不规律的人，如彻夜唱卡拉OK、打麻将、夜不归宿等生活无规律，都会加重体质酸化，容易患癌症。应当养成良好的生活习惯，从而保持弱碱性体质，使各种癌症疾病远离自己。

57. 中医对肿瘤的认识

要攻克癌症，我们首先要探查癌症的起因，癌症的起因首先是人体内阴阳失衡，组织细胞在不同的致癌因素长期作用下，细胞突变而引起的，它主要表现在组织细胞异常和过度的增生。其实癌组织也是人体的一部分，只有在人体阴阳平衡失调，五行生克乘侮发生变化的前提下，人体的免疫监控系统才会对其失去监控，任其发展。久而久之，癌细胞日益增殖，肿瘤队伍日益壮大，最后侵蚀周围正常组织，消耗大量能量和营养，影响人体的正常生理代谢，造成机体逐渐衰竭，最终导致死亡。

中医认为肿瘤的发病原因有外因和内因两个方面。外因是指六淫之邪、饮食所伤，以致邪毒蕴结于经络脏腑；内因是指正气虚弱，阴阳失调，气血运行失常，脏腑功能失调等。正气虚损是形成肿瘤的内在依据，邪毒外侵只是形成肿瘤的一个条件。中医认为肿瘤是全身性疾病的局部表现，是一个全身属虚、局部属实的疾病。因此，中医治疗肿瘤的方法可归纳为扶正与祛邪两个方面。扶正是为祛邪创造条件，祛邪是为了进一步保护正气，在临床中两者相辅相成，共达到“治病留人”的目的。以中医整体辨证理论为基础，以调理气血、调整阴阳平衡、维持正常生命体征而保命；以培补正气、产生抗体，清理“毒源”而治本。

适合中医治疗肿瘤的患者为早期肿瘤患者未转移者；不适于手术、放疗、化疗及患者不愿意西医治疗者；晚期癌痛西药无效者；已经接受手术、放疗、化疗的患者需要中医减轻并发症及辅助治疗者。

58.为什么有些人成为肿瘤患者

人体是由数千万亿计细胞组成的，细胞寿命由几天到几年不等，其中血液细胞的寿命最短。细胞不断地凋亡，再由附近的干细胞分裂繁殖出新的细胞，细胞在无数次的复制过程中，可能受到一些因素的干扰，细胞的复制就发生了改变，形成突变的细胞，这些不同于正常组织的突变细胞就形成了肿瘤。

按理说人体细胞数以亿计，所以细胞在复制过程中出错的机率是非常高的，人患肿瘤也应该很多，但事实上并不是那样，这是为什么呢？在尸检中也发现有20%的尸体中存在被纤维状物包裹的肿瘤，但并未发病成为肿瘤病人，但为什么又有0.2%的人发展成肿瘤病人呢？这是因为人体有一个强大的免疫系统，免疫系统就像哨兵一样时刻监视着体内细胞的突变，当出现变异肿瘤细胞时，免疫系统就会奔向肿瘤细胞，把肿瘤细胞紧紧包裹或吞噬或杀死它。肿瘤刚开始的时候肿瘤细胞还不是很多，这时如果机体的免疫力正常，就能有效地杀死或包裹肿瘤细胞，也就不得肿瘤；但如果机体的免疫系统处于抑制或钝化状态时，肿瘤细胞就能避开免疫系统而繁殖，肿瘤一旦发展到较大时，免疫系统就无法消灭它，这时肿瘤就危害人的生命了。

俗语说得好：人过三十天过午，就是说人到了三十岁以后，各项功能开始走下坡路了，人到三十五岁以后免疫力就开始下降。长期疲劳、环境污染、亚健康、慢性病、抑郁、应激状态、药物的不良反应都会使免疫力下降或受到抑制；不健康的生活方式，如抽烟喝酒、喜吃熏烤肉制品、吃变质发霉的食物等等都会使人体免疫力下降。

59.从细胞突变到发展成肿瘤要多长时间

肿瘤细胞怕高温、怕缺氧，如体温达到42.5℃时肿瘤细胞就死了，所以有人说：要是一年发3次高烧就不易得癌症了，是有道理的。

人体内从一个突变的肿瘤细胞发展成肿瘤是一个长时间的积累，一般肝癌需要3年左右的时间；甲状腺、膀胱癌需要7～8年的时间。年轻人的肿瘤比老年人的肿瘤长得快。肿瘤不易被检测到，一旦被检测到就说明肿瘤已经生长很长时间了。

肿瘤从一个突变的细胞发展到癌症是一个漫长的过程，所以请您定期体检是非常有必要的，能防患于未然。

60.得了肿瘤怎样治疗

肿瘤治疗就是早检查、早发现、早治疗、综合治疗。

综合治疗的方法就是先手术切除，再化疗、放疗。现在又有一种提法叫“带瘤生存”，毕竟手术对人的创伤是非常大的。

如果肿瘤能早发现及早治疗，是可以延长生存期的，并且生存质量也能提高。如对乳腺癌、宫颈癌、结肠癌、膀胱癌、甲状腺癌的早期治疗都有很好的效果。

61.什么是化疗、放疗

化疗就是给肿瘤病人服用或注射对细胞有强大杀伤效果的化学药物，化学药物在杀死细胞时是没有选择性的，杀死肿瘤细胞的同时也杀死了正常细胞，它的副作用是非常大的。化疗一般用于肿瘤扩散的病人。

放疗就是用能强烈杀伤肿瘤细胞的放射线，如钴60射线照射肿瘤细胞，它的照射是定向的，聚集了很高的能量，同样它也是没有选择性的，在它照射的路径上肿瘤细胞和正常的细胞都被它杀死了。一般放疗用于肿瘤没有扩散的病人。

化疗、放疗都是在治疗疾病的同时，没有选择性地杀死了正常细胞和肿瘤细胞，都对身体造成很大的伤害。副作用可引起骨髓抑制如白细胞减少、血小板降低等；其中白细胞因分裂繁殖的速度快，对药物、射线极敏感，所以白细胞的损失最大。化疗、放疗后的病人白细胞急剧下降，这时机体的免疫系统已受到伤害，几乎失去了免疫功能，所以病人的抵抗力极差；还有食欲不振、恶心、呕吐、体重减轻、脱发等症状。

如果接受了化疗、放疗治疗，就不宜中途停止，因为病人在化疗、放疗的过程中，免疫系统已经没有了免疫功能，如果中途停止，被杀伤或抑制的肿瘤细胞在苏醒后因没有免疫系统的控制，就会迅速繁殖增长，危害人的生命，导致人体的死亡，使肿瘤病人的生命缩短。

62.好的生活习惯能防癌抗癌

在美国，30%死于癌症的病人被证实与他们的膳食有关。所以合理膳食、适量运动、心理健康、体重平衡和戒烟限酒的良好习惯，能使您癌症的发生或复发减少60%。

膳食以植物为主：每天食用很少经过复杂加工的碳水化合物，

以水果、蔬菜及豆类植物为主。它们含有丰富的纤维素、维生素、矿物质、抗氧化物，这些天然植物之所以能防癌抗癌，是因为它们所含的纤维素能很快地清理您肠内的毒素，从而减低癌症的发生；抗氧化物质能够对抗体内游离基对细胞的损伤，激发免疫系统对抗感染和癌症。每日要进食五种以上的水果与蔬菜，绿花椰菜、包菜、花椰菜、白菜、橄榄菜等十字花科蔬菜对抗癌有作用；番茄含有黄体素和番茄红素，胡萝卜含有胡萝卜素，它们都能帮助机体对付癌症；各种菌（菇）类食品都有很好的防癌效果；蔬菜和水果内含β胡萝卜素、维生素C、维生素E和硒。所有的水果与蔬菜都可降低肺癌、结肠癌、口腔癌、喉癌、胃癌、乳腺癌、胰腺癌和膀胱癌的发病。

控制体重：体重保持在标准范围内，能有效地减少癌症的发病率。

忌烟、少量饮酒：经统计吸烟是肺癌发病的主要因素，高浓度酒精会增加口腔癌、肝癌、喉癌及结肠癌的发生机率。

限制脂肪摄入：高脂饮食，特别是饱和脂肪酸是造成乳腺癌、结肠癌、内分泌腺癌、肺癌、前列腺癌和直肠癌发病的原因。

清淡低盐饮食：高盐饮食的人群胃癌发病率高，应吃清淡的食物并习惯使用盐瓶。

不吃霉变的食物：花生和谷物等在温暖潮湿的环境中最易发霉，发霉的粮食含有真菌毒素，真菌毒素能诱发肝癌。

冷藏食物：冷藏食物时应注意防腐，食用腐烂食物可使患胃癌的机率增加。

勿食烧焦鱼肉：高温可使蛋白食物变异产生一种叫芳香胺的致癌细胞。

常喝绿茶、红茶：茶含多酚，特别是儿茶酚，可阻止和破坏癌细胞的生长。

学会使用酱油：酱油中含有一种异黄酮，具有抗癌作用，可减少乳腺癌、肺癌、前列腺癌发生。

洋葱和大蒜：洋葱和大蒜含有一种机硫的化学物质，它能分解体内潜在的致癌因素，能够抑制乳腺癌、皮肤癌、结肠癌细胞的生长。生吃洋葱和大蒜会有更好效果。

尝试辣的食物：像辣椒那种使您的舌头似燃烧的东西也能够烧灼致癌物，辣椒含抗氧化物——辣椒素，它能干扰亚硝酸和氨的结合。亚硝酸盐与胃癌的发生有关。辣椒素可防止香烟烟雾中的致癌物对遗传基因的损伤，从而防止肺癌的发生。

63.整合医学抗肿瘤

如何拒绝癌症、有效提高癌症治疗效果，已成为21世纪人类面临的重大课题。作为一种基因层次的疾病，恶性肿瘤的彻底治愈，必须从基因层次予以解决。但现代医学的临床治疗目前主要针对细胞层次，治疗与发病水平的不对称性是目前肿瘤治疗尚不尽如人意的根本原因。科学地接纳和评价行之有效的传统治疗方法,以补充现代医学的不足,这是提出整合医学（Integrated Medicine）的重要背景。在对非主流医学（Complementary and alternative medicine，CAM ）的深入研究后，在肯定其效力的基础上，协调其与主流医学的关系，从而形成“整合医学”。要提高恶性肿瘤的治疗水平，不仅需要治疗方法的改进，同时需要思想理念的更新。将整合医学的核心理论用于肿瘤研究，形成对肿瘤发生发展及治疗理论和实践的新观点，就是“恶性肿瘤的整合治疗”。其基本思想是强调基因稳态及自我康复能力。

恶性肿瘤整合治疗的观点：恶性肿瘤是全身性疾病的局部表现；恶性肿瘤的治疗不仅要杀灭肿瘤细胞，更必须通过治疗来提高自我康复能力，包括恢复基因稳态以及保护和提高机体的免疫功能；选择恶性肿瘤治疗方法时，不仅要考虑杀灭肿瘤细胞的能力,更必须考虑该治疗方法对机体内环境的干扰程度及毒副反应。对恶性肿瘤治疗的任何一种方法，如果对病人造成极大的痛苦和伤害，以致影响病人的生存质量，甚至危及生命，该方法就是不可取的。整合医学提出：对每一位肿瘤患者提供最佳健康方案的要求是：彻底克服学科和医生个人经验的局限性，科学地综合评价各种治疗方法的利弊；充分考虑患者的病理、心理等各方面需求；全面指导提高健康商数（HQ），确实保证每一位患者对病情的知情权及对治疗方法的选择权；对不宜接受手术或放化疗的晚期、重症肿瘤病人，也不能放弃治疗，应通过合适的治疗来提高自我康复能力以及机体的免疫功能，可达到带瘤生存甚至控制肿瘤的治疗效果。恶性肿瘤整合治疗的原则：强调以人为本，恢复病人的基本生活为治疗目标；肿瘤的免疫治疗应强调主动免疫作用；无毒副反应；机体无排异和依赖等。主动免疫提高主要通过心理免疫、营养免疫、体能免疫和药物免疫来实现；肿瘤治疗的方向应强调肿瘤细胞的逆转，Dr Gro Harlem Brundtland 提出的肿瘤治疗原则包括了化敌为友。除此之外还要掌握时效性原则，即单位时间内杀灭肿瘤的效果和单位时间内提高免疫功能的效果；社会性原则，即抗肿瘤斗争必定是一项全社会的大工程；恶性肿瘤病人是社会中特殊的弱势群体，应该强调社会对肿瘤患者的关爱。

64. 得了肿瘤找灵芝

扶正培本是中医治疗疾病中的一条重要治疗原则。在中医防治肿瘤的研究中，扶正培本法的研究取得的成果最突出、内容最多、应用最广泛，临床应用有手术前后的扶正治疗、防治放化疗毒副反应并增加疗效、提高晚期患者生存质量及生存期、治疗癌前病变等等，并进行了大量的实验研究。扶正培本治则是中医防治肿瘤的基本法则，是其最大特色，也是最大优势，贯穿在肿瘤治疗始终，大量临床及基础研究均取得了可喜成果。值得重视的是，近年来国外学者提出的生物反应修饰剂（biological response modifier，BRM）的概念与中医的“扶正固本”作用有惊人的相似之处，其共同点均是通过调节机体重要的器官系统的功能，增强机体的抗病能力，从而防止或减轻各种致病因素对机体的损伤，起到防病治病作用。目前应用的BRM均为免疫增强剂，灵芝多糖亦属此类。

中医认为人体在先天不足、后天失调和外感邪气作用下，阴阳失衡，脏腑功能失调，发生气滞、痰凝、血瘀等，进而发生肿瘤。癌症患者在疾病发展和治疗的全过程中，存在着正气亏损、阴阳失调的问题。中医扶正固本在临床实践中的作用，已通过现代科学实验的验证，逐步得到解释和阐明。中医扶正固本在癌症治疗中最突出的就是能提高抗癌功效，具有双向调节和保持平衡的作用。具体说就是提高机体的免疫功能；调节内分泌系统平衡；促进造血和保护骨髓及心肝肾功能；增强消化吸收能力，改善物质代谢；激发和提高机体自动调节、自动控制的职能；减轻手术、放疗、化疗的副反应并增强疗效等等。

西医认为自身免疫功能的低下或失调，是肿瘤之所以会发生并扩展的重要原因。

医学界普遍认为，灵芝的抗肿瘤作用是非直接杀伤癌细胞，而是刺激人体非特异性防御功能，尤其是在癌症病人经放疗、化疗，机体免疫力受损的情况下，与放疗、化疗配合治疗可达到治疗疾病的目的。

灵芝就是具有扶正固本的一味上药。灵芝是最佳的免疫功能调节和激活剂，它可显著提高机体的免疫功能，增强患者自身的抗癌能力。灵芝可以通过促进白细胞介素-2的生成，通过促进单核巨噬细胞的吞噬功能、提升人体的造血能力尤其是白细胞的指标水平，以及通过其中某些有效成分对癌细胞的抑制作用，成为抗肿瘤、防癌以及癌症辅助治疗的优选药物。灵芝对人体几乎没有任何毒副作用。这种无毒性的免疫活化剂的优点，恰恰是许多肿瘤化疗药物和其他免疫促进剂都不具有的。

灵芝可刺激宿主非特异性抗体的产生，是抑制移植瘤生理活性化合物的重要来源之一。它诱导或促进巨噬细胞的吞噬作用、T细胞及NK细胞的活性，提高淋巴细胞的转化率，升高白细胞，促进免疫球蛋白的形成等，使机体体质增强，提高机体本身的抗病能力。同时，灵芝还可增强机体对放疗、化疗的耐受性，以达到抵抗癌细胞的目的。多糖又是细胞壁的组成成分，可强化正常细胞抵御致癌物的侵蚀。另有研究表明，多糖还可抑制过敏反应介质的释放，从而阻断非特异性反应的发生，因此可抑制手术后癌的复发和转移，能作为化疗的补充手段。

临床实验结果证实，灵芝制剂可用于肿瘤的辅助治疗，能提高肿瘤的治疗效果，并能降低因治疗肿瘤而产生的毒副作用。灵芝制剂配合化学治疗或放射治疗时，对一些肿瘤如食道癌、胃癌、大肠癌、肺癌、肝癌、膀胱癌、肾癌、前列腺癌、子宫癌等有较好的辅助治疗效果。其疗效有减轻化学治疗和放射治疗引起的骨髓抑制如白细胞减少、血小板降低等；减轻引起的胃肠道损伤如食欲不振、恶心呕吐、体重减轻等；提高肿瘤患者的免疫功能，增强机体的抗感染免疫力与抗肿瘤免疫力；提高肿瘤患者的生活质量，使体质增强。这些结果均表明，灵芝可作为肿瘤化学治疗或放射治疗的辅助治疗药，发挥增效减毒作用。

特别提醒肿瘤患者，灵芝作为肿瘤治疗的辅助药物，可以起到很好的疗效，但对肿瘤患者不推荐单用灵芝治疗。

65.看看肿瘤病人服用灵芝后的变化

陈先生，2009年6月，51岁，原发癌为乳癌，刚查出乳癌时即发现肺、骨头、肝都有癌细胞转移。只做了1次化疗，因副作用大就不能做了，智利肿瘤医生向病人推荐美国生产的灵芝制品。遵照医嘱服用灵芝制品7个月，目前病况稳定。

王女士，在加州开业行医近20年，万万没想到为别人看了一辈子病的她，在2002年6月患上乳癌，当时进行了手术治疗，因为是早期发现，所以术后不需做放、化疗。可是2004年7月复检，胃镜下查出胃部有乒乓球大的肿瘤，8月即手术切除了80%的胃，术后便开始做化疗，几年的化疗下来，她的体重由原來的150磅降至84磅，食欲差，有呕吐、便秘、胀气的症状，身体极度虚弱。

2007年1月她开始服用CGLE灵芝宝胶囊，每次5粒，每日3次，饭前服用，半年时间过去了，奇迹发生了，她现在的情况比以往好多了。

陈小姐，32岁，未婚，越南华侨，现居住美国旧金山，2005年8月查出乳癌即手术，术后一个月即开始上班，至今已近五年，她天天坚持清晨五点就开始工作至下午三点，从来没有间断过。陈小姐的自述如下：我是在2005年8月查出乳癌，同年9月27日手术。术后医生让做放、化疗，可我从小就怕看医生，特别在越南，我一走进医院就有恐惧感，术后我就不敢再回去复查，我怕医生给我做放、化疗。因为与我年纪相仿的白人邻居，在一年多前也是患了乳癌，术后化疗非常痛苦，头发都掉光，手指、脸上都发黑，术后到化疗她的精神一天不如一天，人一天一天瘦下去，结果在几个月前因身体虚弱、癌细胞扩散转移，从此永远离开了我们的社区。想到她我就被吓倒了，反正我单身一人，没什么好牵挂的，我为什么要活得那么痛苦呢？所以自己决定不要做放、化疗。我的这个决定让无比关爱我的几个姐姐担心极了，因为术后我常常感到刀口疼痛、手麻等不适，姐姐们就一直劝我去看医生，但我因怕化疗坚持不去。姐姐们就说不看西医那就寻求一些中医药方面的治疗吧，通过朋友介绍开始服用CGLE胶囊，这5年来，我一直都坚持服用，我感觉我的体质比五年前更好了，这五年来我都没有感冒，睡眠都很好，每天早上5点我就去上班至下午3点，也没有觉得累。

杨太太，女，73岁，晚期乳腺癌患者，患有充血性心力衰竭，并有慢性肺病和冠状动脉疾病。病人还有过大脑血管意外事故、高血压、糖尿病、关节炎、小便失禁和便秘的病史。她口服灵芝制品1个月后，总体状态不错。

José Subercaseaux，男，65岁，2005年患肺癌，第Ⅲ期，化疗1年后因副作用无法入睡，通过网络搜寻，了解了灵芝制品，病人自2006年7月开始服用，服用不到3个月，睡眠即改善。在后来的化疗期间病人都坚持服用灵芝制品协助减轻化疗的毒副反应。现已过了5年，病人的肿瘤没有转移现象，身体各方面都很好。

陈某，男，73岁，2006年9月查出第Ⅳ期小细胞肺癌，并扩散到淋巴，当时已经失去手术机会。2006年10月31日，陈老先生开始了第一个疗程的化疗，同时征求化疗医师的意见也开始服用CGLE灵芝宝，每日3次。化疗期间，没有掉头发，食欲正常，体重没减。

周先生，75岁，10年前即65岁时查出晚期肺癌，当时找王教授看病，建议服用灵芝制品，10年来一直保持服用，至今病人没有发现任何转移。

黄女士，78岁，自2005年查出卵巢癌，即予手术，由于年纪较大，术后体质非常虚弱，通过邻居介绍，还有子女们对CGLE灵芝宝和抗癌美国1号组方的查阅，即开始服用CGLE灵芝宝和抗癌美国1号。服用一个疗程(3个月)后，自觉精神、胃口、睡眠改善，身体迅速恢复。患癌至今已超过了5年，黄女士一直坚持服CGLE灵芝宝和美国1号，肿瘤没有扩散，5年中生活品质特佳，每天清晨都同老伴出去锻炼1小时以上，别人都看不出她是个癌症患者，因为化疗期间她都没有掉头发，没有出现其他病友化疗中诸多的副作用。

徐女士，70岁，2004年10月确诊卵巢癌，随着一次又一次的化疗，身体愈来愈吃不消，第四次化疗做完白细胞降到$1000\times10^9/L$多，2005年9月同患乳癌的陈姐妹向她推荐CGLE灵芝宝和抗癌美国1号，因为她在刚查出乳癌时就开始服用，她化疗时血象都很正常。3个月后白细胞指数由原来的$1900\times10^9/L$升到了$4600\times10^9/L$，体重自94磅升至104磅，肿瘤由原来的20厘米缩至7厘米，食欲好，胃口佳，睡眠也都很好，就是大便的次数多些，一天2～3次。

Mary，43岁，女，患晚期结肠癌。服用CGLE灵芝宝30天后，病情治疗取得了良好的进步。她在做不同药物治疗和放疗期间，服用CGLE灵芝宝后，感觉病情改善很大。用她自己的话说："我感觉我和过去不像同一个人！"她感觉现在饮食和睡眠都很好，体重也在过去的30天内增加了。

Chien，男，80岁，2007年5月在例行健康体检时查出直肠上有肿瘤，医生让尽快手术。病人自述平时没有感到任何的不适，这突如其来的肿瘤真是让他不知所措，他说这一把年纪了，去动手术真不愿意挨这一刀，就担心上得了手术台却下不来，即使手术平安了，他也害怕术后的化疗。他说他的好几位老朋友有的是患了肺癌、胃癌，也有一位是患直肠癌的，他对他们做完手术后放化疗时的痛苦情形记忆犹新，如今他们都走了，反正自己已经这么大岁数了，活得也够本了，也不想要去遭这个罪了，就寻求无痛苦且延长生命的治疗就好了，经咨询了解后，决定试试服用1个月CGLE灵芝宝和抗癌美国1号。如今已经过去两年多了，病人一直都带瘤生存，没有任何的痛苦，生活质量很好。

Wong，病人是其母亲，80多岁，2006年查出晚期肠癌，因年纪大不能做放、化疗，经别人介绍服用CGLE灵芝宝，效果非常好，病人发病至今已经4年了，身体状况很好，跟正常人一样。

Kang，男，74岁，2007年3月26日，康先生的女儿经朋友介绍来到加州美国全国中医肿瘤整合疗法中心为父亲买药，女儿陈述康先生在2001年患大肠癌，同年手术后放、化疗。2004年2月复发并转移右肺，随后手术，切除1/2右肺。2005年9月检查左肺又有阴影，又再次手术，术后又开始放、化疗。现在医院已经不收他了，病人现在是极度的虚弱，肺有积水、缺氧、呼吸困难、不能下床，经朋友介绍服用CGLE灵芝宝和抗癌美国1号，服用不到1个月，奇迹出现了，康先生的呼吸开始有些顺畅了，能够坐起和说话了，3个月后，康先生竟能起来走了，食欲也有了。

赵某，性别，女，年龄62岁，住在南加州。1998年中旬查出子宫癌，扩散到肝脏和腹腔，并有多个转移，医生告诉她只能活6个月。突如其来的打击使她的心一下沉到了谷底，想一死了之。就在心灰意冷之际遇到一位台湾来的肿瘤化疗医师，她对病人说“你从没做过化疗，总要一试啊”，叫她要振作起来同癌对抗。3个月的化疗过去了，子宫上的肿瘤消失了，转移到肝上的肿瘤也消失了，但腹腔还有4个肿瘤。所以要每年定期化疗。赵女士从1998年至今10个年头了，本属6个月的生命却依然健在，而且还可料理家务，为老伴烧饭菜，她是如何“熬”过来的呢？当赵女士谈起她的成功抗癌经验时，她挂在嘴边的话就是“中西医整合疗法挽救了我的生命，没有合理的化疗控制肿瘤，我早就被迅速扩散的肿瘤吞没了；如果没有坚持不懈地服用美国1号和CGLE灵芝宝减轻化疗的副作用，也不可能正常完成化疗的每个疗程”。除此之外，她说，“开心和好好儿吃也特别重要”。

梅某，女，7岁，2005年6月因为走路平衡不好，右侧手脚无力，不想起来走动，查出脑瘤（脑干），放疗2周后有好转，但现又有反复，吃东西可以，体重正常，知道不可手术，肿瘤有较大分散，长在全部脑子之中，即便手术也不好。经人介绍来到纽约的中医肿瘤整合疗法中心找王教授看，王教授开始先用CGLE灵芝宝，后来再用美国1号和贴之消。目前病人10岁，情况很好。

兰某，70多岁，膀胱癌2004年春手术，1年之后肺部透视检查又查出肿瘤，是原发性肺癌，因病人年纪较大，体质弱，不宜再手术及放化疗，所以家人不让病人知道病情，故只寻求保守治疗。在美国明尼苏达州的儿子从中文报纸上看到了CGLE灵芝宝和美国1号的广告后，抱着给父亲一个安慰的心态，买了3个月量，寄回北京，3个月的药服用完了，老人的病情很稳定，没有恶化的倾向，并没有感冒。

周某，60岁，男性，病人于2005年4月底检查出患有癌症，并于2006年5月12日进行了手术，切除了食管底部贲门及近半个胃。术后持续进行化疗近2年。2007年检查出刀口位置有癌变，但未扩散。此时病人还伴有胸腔、腰、背疼痛等症状。根据患者的情况，建议患者进行化疗，配合服用抗癌中药，即采用中西医结合的治疗原则。因此建议服用CGLE灵芝宝和抗癌美国1号，1个月后，病人的背痛情况减轻，状态好转。

Marcela Martinez，男，是在南美洲的智利，1999年患前列腺癌，2004年癌细胞转移到骨头，2006年右肺又发现肿瘤，随即手术。因几年来一直都是做电疗和化疗，病人的体质非常虚弱，至2007年6月病人已经无法再接受任何的电疗或化疗了。病人和家人也意识到光做电疗和化疗是无法康复的，他们就决定从美国订购了30瓶灵芝制品，因为病情较重，建议每日3次，每次5粒。就这样服用了半年，病人感觉自患癌几年来，身体从没有过像最近几个月这样感到舒服、轻松。

陈某，男，89岁，现住纽约，2004年查出前列腺癌，病人及家人都觉得年纪较大，不适合做手术、电疗、化疗，随即选择保守治疗带瘤生存。自2004年发病到现在，病人一直服用灵芝制品，现在检查一切都正常。

某女，患乳腺癌已转移至淋巴结，皮肤发黑，骨瘦如柴。在其他治疗的同时服用灵芝片，精神逐渐好转，继续服用后，体重增加了5000克，腋下淋巴结由5厘米缩小至2厘米，并能做家务劳动了。

某男，患贲门癌。服用灵芝片，同时配合化疗和放射治疗后，食管阻塞的空隙有所增加，癌肿表现较前光滑，食欲增加，食管阻塞现象得以改善。

某男，患肝癌。服用灵芝片前丙氨酸氨基转移酶（ALT）为375单位/升。服用灵芝片，同时配合化疗和放射治疗，48天后ALT降至29单位/升，腹水减少，肿块缩小，不久便出院并能参加轻便的农业劳动。

某男，41岁，口腔科医生。1997年检查出乳腺管癌，手术后，除服抗癌药外，还服用灵芝胶囊，每天服用12～15粒，坚持服用了半年，效果相当明显，睡眠、食欲、精神、体征状况均大有好转，头发也由黄逐渐变黑、发亮，后能正常上班了。

某女，60岁，1993年7月经医院确认为白血病。患病期间，基本上是常年卧床，全身无力。1995年12月开始，每天坚持服用灵芝胶囊，经过半年的服药治疗，身体逐渐恢复了健康，并且还能经常下田劳动。

某男，82岁，1997年开始低热不退，注射青霉素等药物治疗无效，经医院检查，结论是晚期肺癌，全身转移，医生说，最多只能活半年。后经人介绍，用灵芝孢子粉煮水饮服，每日饮3次，天天服用。连服200多克灵芝孢子粉后，食欲开始好转，精神也好多了，后仍坚持服用，不但能下床走路，大小便能自理，还能骑自行车去街上菜市场。

某男，57岁，1997年4月确诊为直肠癌，随即做了手术，但后来癌细胞转移至肝部。1998年10月开始服用灵芝，3个月后检查，肝部弥散型肿块消失，效果非常理想。

66．灵芝治疗肿瘤小验方

（1）灵芝蜜茶

【处方】 灵芝15～20克，大枣60克。

【制作】 灵芝浸泡后加水煎1小时，后再加水煎1小时，两液合并后加蜂蜜4克。

【用法】 早、晚各服1次。

【功效】 久服可提高机体免疫力，并抑制癌细胞生长。

（2）灵芝黑白木耳汤

【处方】 灵芝6克，黑木耳（云耳）6克，白木耳（银耳）6克，蜜枣6枚，瘦猪肉200克。

【制作】 灵芝先浸泡，然后一起煮熟烂。

【用法】 喝汤，吃肉。

【功效】 滋补肺胃，活血润燥，强心补脑，可防癌抗癌。

（3）灵芝猪苓木耳粉

【处方】 灵芝100克，猪苓150克，黑木耳50克。

【制作】 一起磨成极细粉。

【用法】 每次6克，每日2次，温开水冲服。

【功效】 治肺癌。

（4）灵芝酒

【处方】灵芝50克，粮食酒1000毫升，蜂蜜30克。

【制作】将灵芝切薄片与蜂蜜一起放入酒中，密封冷浸15～20天。

【用法】每日2次，每次20毫升。

【功效】治胃癌，还能祛雀斑。

（5）灵芝孢子粉

【处方】灵芝孢子粉3～4克。

【制作】将灵芝孢子粉或经超声波处理的灵芝孢子粉加水煎40分钟，连煎两次。

【用法】第一次取汁服，第二次连孢子一起服下，如是破壁孢子粉可直接服。

【功效】可提高免疫功能，能抑制肿瘤生长，缓解肿瘤症状，提高抗放疗、化疗能力。

（6）灵芝，灵芝孢子粉

【处方】灵芝孢子粉2克，灵芝3～5克。

【制作】将灵芝切成薄片，把灵芝片和灵芝孢子粉一起放入锅内，加水连续煎煮两次，每次保持沸腾30～40分钟，共提取头煎液与二煎液100～150毫升。

【用法】分早、晚两次服完，煎液放置后底部会有沉淀物应摇匀一起服下。

【功效】能治疗肿瘤，减轻肿瘤疼痛，缓解症状，延长生存期。消除放、化疗所产生的不良反应。

（7）灵芝发酵液，黄芪

【处方】灵芝发酵液30毫升，黄芪10克。

【制作】黄芪10克水煎两次，每次用文火保持沸腾1小时后，黄芪头煎液、二煎液与灵芝发酵液30毫升合并，加热后服用。

【用法】早、晚各1次。

【功效】能补气益血，滋补肝肾，活络填精。对病人的气血两虚，面色黄白，气短乏力，食欲不振，腰膝酸软，心悸失眠等有良好的治疗效果。

(8) 灵芝人参

【处方】 灵芝6克，人参6克，黄芪10克，白花蛇舌草5克，山楂20克，陈皮6克，制半夏6克。

【制作】 将上述中药一起放入砂锅内，加水煎煮，用文火煎煮半小时，倒出头煎液，再加水煎取二液，把两次煎液合并加入白糖制成糖浆50毫升即可。

【用法】 每日服2次，每次服25毫升。

【功效】 灵芝、人参、黄芪、白花蛇舌草具有补益气血、扶正抗癌作用；山楂、陈皮、半夏具有疏肝理气、健脾和胃作用。本方能消除肿瘤化疗后的不良反应。

(9) 灵芝裂蹄

【处方】 平盖灵芝（树舌）、云芝、裂蹄木层孔菌、香菇各15克。

【制作】 将上述药品切成薄片，放入砂锅内，加水用文火煎煮1小时，倒出头煎液，再加水煎取二煎液。

【用法】 合并2次煎液，分早、晚2次服完，长期服用。

【功效】 能提高机体免疫功能，加速血液循环，具有良好的抗癌效果。

(10) 灵芝黄芪

【处方】 灵芝9克，黄芪15克，黄精15克，鸡血藤15克。

【制作】 将上述药品切成薄片，放入砂锅内，加水用文火煎煮1小时，倒出头煎液，再加水煎取二煎液。

【用法】 合并2次煎液，分早、晚2次服完。常服。

【功效】 治疗肿瘤病人的白细胞减少症。

(11) 灵芝粉

【处方】 灵芝1000克。

【制作】 切薄片后再磨成细粉。

【用法】 空腹服，每日服2次，每次服3～4克，用温开水冲服或嚼服。

【功效】 治疗妇女宫颈癌、功能失调性子宫出血。

(12) 灵芝，灵芝孢子

【处方】 灵芝子实体10克，灵芝破壁孢子粉4克。

【制作】 将灵芝子实体切薄片放入砂锅中，加水约500毫升用文火煎1小时，滤取头汁液；6～8小时后，再加水煎取二煎液。

【用法】 合并2次煎液，每天分2次服用。每次服用时加灵芝破壁孢子粉2克，搅匀后一起服下，连服2个月或更长时间。

【功效】 可抑制肿瘤，降低放疗、化疗不良反应，提高免疫力，对老年人还有增强体质，延年益寿的功效。

（13）灵芝薏苡仁

【处方】 灵芝5克，茯苓10克，薏苡仁5克，党参5克。

【制作】 将灵芝、党参切成薄片，与薏苡仁、茯苓等一起放入砂锅中，加水煎1小时，滤取头煎液，6～8小时后，再加水煎取二煎液。

【用法】 合并2次煎液，分2次服用。连服2个月，也可长期服用。

【功效】 抑制肿瘤，抗辐射，抗细胞突变。

（14）破壁灵芝孢子

【处方】 破壁灵芝孢子粉。

【用法】 每日2次，每次服2克。饭前或饭后1小时，用开水冲饮。连服2个月，也可长期服用。

【功效】 抑制肿瘤，降低放疗、化疗不良反应，辅助治疗肿瘤。

（15）灵芝全蝎

【处方】 灵芝10克，全蝎、黄芪、当归、黄精各5克，红花、冬虫夏草各2克。

【制作】 将灵芝、黄芪、当归、黄精切成片，一起放入砂锅中，加水煎煮1小时，滤取头煎液。过6～8小时后，再加水煎取二煎液。

【用法】 合并2次煎液，每天分2次服用。1个疗程为30天。

【功效】 抑制肿瘤。

注：本品为热性制剂，孕妇勿用。

（16）灵芝孢子，虫草菌丝体

【处方】 破壁灵芝孢子、虫草发酵菌丝各5克。

【用法】 用开水冲服。2～3个月为一个疗程，也可长期服用。

【功效】辅助抑制肿瘤，提高免疫力，增强体质。

注：用无破壁孢子时，用量加倍，先用热水浸泡半小时。

(17) 野生灵芝，杜仲

【处方】野生灵芝、杜仲叶各15克。

【制作】将野生灵芝切碎和杜仲叶一起放入砂锅中，加水用文火煎煮1小时，滤取头煎液，6～8小时后，再加水煎取二煎液。

【用法】合并2次煎液，每天分2次服用，饭前或饭后1小时服用。20～30天为1个疗程。

【功效】辅助抑制肿瘤，降血脂、抗疲劳。

(18) 灵芝五味子茶

【处方】灵芝10克，五味子10克，枸杞子5克，绿茶3克。

【制作】将灵芝切成薄片，与枸杞子、五味子一起放入砂锅中，加水用文火煎煮50分钟，加入绿茶，再煎10分钟，滤取头煎液，再加水煎二煎液，合并2次煎液即可。

【用法】每天分2次饮服，饭前1小时服用。连服1～2个月，也可长期服用。

【功效】抗辐射，降低放疗、化疗不良反应，改善睡眠。

(19) 灵芝猴头菇

【处方】灵芝10克，猴头菇20克。

【制作】将灵芝、猴头菇切碎，放入砂锅中，加水用文火煎煮1小时，滤取头煎液，6～8小时后，再加水煎煮取二煎液，合并2次煎液。

【用法】连服2～3个月，也可长期服用。

【功效】抑制肿瘤，降低放疗、化疗不良反应，治疗消化道溃疡，改善睡眠。

(20) 灵芝云芝合剂

【处方】破壁灵芝孢子粉4克，灵芝、云芝各10克，绞股蓝15克。

【制作】将灵芝切成薄片，与云芝、绞股蓝一起放入锅中，加水用文火煎煮1小时，滤取头煎液。6～8小时后，再加水煎煮取二煎液，合并2次煎液。

【用法】每天分2次饮服，每次服用时，加灵芝破壁孢子粉2克，连孢子粉带汁一起服下。连服2～3个月，也可长期服用。

【功效】辅助治疗肿瘤，提高免疫力。

(21) 灵芝鳄鱼肉

【处方】灵芝10克，鳄鱼肉30克。

【制作】将灵芝切成薄片，与鳄鱼肉一起放入砂锅中，加水文火煎煮1小时，拣去灵芝片即可。

【用法】每日1剂，分1～2次服用，连鳄鱼肉带汁一起服下。连服15～20天，也可长期服用。

【功效】降低放疗、化疗不良反应，抑制肿瘤，提高免疫力。

(22) 灵芝熟地

【处方】灵芝、香菇、熟地各15克，冬虫夏草3克，银耳5克。

【制作】将灵芝，熟地切成薄片，银耳切碎。将所有原料一起放入砂锅中，加水用文火煎煮1小时，滤取头煎液。6～8小时后，再加水煎煮取二煎液，合并2次煎液。

【用法】每日1剂，分1～2次服用。

【功效】抑制肿瘤，提高免疫力。

(23) 灵芝金针菇

【处方】灵芝8克，金针菇15克，猴头菇10克。

【制作】将灵芝、猴头菇切成薄片，与金针菇一起放入砂锅中，加水用文火煎煮1小时，滤取头煎液。6～8小时后，再加水煎煮取二煎液，合并2次煎液。

【用法】每日1剂，分2次服用，连服2～3个月，也可长期服用。

【功效】抑制肿瘤，提高免疫力，降低放疗、化疗不良反应，改善睡眠。

67. 得了糖尿病找灵芝

糖尿病的发病率在我国排在第三位，仅次于癌症、心脑血管疾病。糖尿病最主要的症状是“三多一少”，吃得多、喝得多、尿得多、体重减少，并伴有乏力、抵抗力降低。糖尿病的早期症状可有：

口腔的变化：口干、口渴、饮水多、口腔黏膜出现瘀点、瘀斑、水肿、牙龈肿痛、牙齿叩痛、或口腔内有灼热感觉。

体重的变化：体重缓慢减轻，且无明显的诱因。

体力的变化：疲乏、常有饥饿感、出汗、乏力、心悸、颤抖。

尿液的变化：尿频、尿液多。

眼睑的变化：眼睑下长有黄色扁平新生物（黄斑瘤）。

皮肤的变化：下肢、足部溃疡经久不愈；或有反复的皮肤、外阴感染；皮肤擦伤或抓破后不易愈合，或有反复发作的龟头炎、外阴炎、阴道炎。

血管的变化：动脉硬化、高血压、冠心病。

糖尿病可引起女性发生多次流产、妊娠中毒、羊水过多、或分娩巨大胎儿者。

由于它能引起多种并发症，如心、脑血管病变、肾脏病变、视网膜病变致失明、多发性神经炎及足趾坏疽等，所以糖尿病是一种严重危害人类身体健康的疾病。糖尿病的发病与饮食、遗传、环境污染和免疫系统功能紊乱有关。正常空腹血糖为≤6.1毫摩尔/升；当空腹血糖达到6.1毫摩尔/升时，患糖尿病的风险就增加。血糖升高的诊断标准：空腹血糖≥7.8毫摩尔/升；餐后2小时血糖≥11.1毫摩尔/升。

糖尿病对人体危害极大，早期除了血糖偏高以外，可以没有任何症状，因此有些患者放松治疗。如果血糖持续升高，长期的高血糖可以在不知不觉中侵蚀患者全身的大、小血管及神经，引起体内各个组织器官的病变，导致各种严重的急、慢性并发症，如糖尿病酮症酸中毒、高渗性昏迷、心脑血管病变、糖尿病肾病、糖尿病足等。

有的糖尿病人自我感觉是健康的，多数糖尿病人不见得消瘦，就是体重比最重的时候下降一点点，吃饭比原来多，喝水比原来多，但体力并不好，这时候实际血糖已经到糖尿病的标准了。还有就是餐前低血糖，口渴多饮多尿的症状并不明显，但饭前觉得非常饿，这顿饭等不到下顿饭，不吃点东西就觉得饿得心慌。还有一些并发症，如皮肤瘙痒，容易长疖子，还有一种叫做胫前黑斑的表征，腿上一碰黑一块。如果出现这种情况就要引起警惕，应及时到医院化验血糖。

灵芝可作为胰岛素治疗糖尿病的优良补充助剂，对Ⅱ型糖尿病有良好的治疗作用。中医认为，灵芝能够平衡五脏，调整阴阳，是治疗“消渴”（糖尿病）的良药。灵芝不仅能增强降糖药物的疗效，而且还可使一些应用降糖药效果不明显或效果不稳定的患者好转，血糖降低且稳定。

灵芝对糖尿病人除了降血糖、维持血糖平衡之外，一个非常重要的作用就是它对心血管的保护作用，能防止和延缓心脑血管疾病的发生。由于灵芝还能调节血脂，降低全血黏度和血浆黏度，能延缓糖尿病的血管病变及与之有关的并发症如冠心病、肾脏病变等的发生，能预防糖尿病血管并发症的发生。因此，灵芝对预防糖尿病的并发症是非常重要的。

灵芝孢子粉具有改善胰脏血液循环，提高胰脏生理功能，降低血糖，改善糖尿病人症状等效果。协和医院用灵芝孢子粉治疗气阴两虚症状的糖尿病人30例。结果：用灵芝孢子治疗后，空腹血糖的显效率（空腹血糖降至7.2毫摩尔/升以下）为10%，有效率（空腹血糖降至8.3毫摩尔/升以下）为26.7%，总有效率36.7%；餐后2小时测定血糖的显效率（血糖降至8.3毫摩尔/升以下）为20%，有效率（血糖降至10毫摩尔/升以下）为26.7%，总有效率为46.7%。患者自汗、盗汗、神疲乏力、心悸气短、失眠、腰酸腿软等症状均有明显改善，总有效率为70%

68. 哪些人易患糖尿病

40岁以上的中老年人。正常人的糖耐量随年龄增长而减退，患糖尿病的危险性随年龄增加而增长。有文献报道，我国人群40岁以后每增加10岁，患糖尿病的危险性提高10%；70岁时可达平均发病率的3～4倍。

有糖尿病家族史者。即直系亲属中有糖尿病的人。

肥胖的人。肥胖是由于食物的热量超过身体的需要引起的。由于进食多，引起高胰岛素，时常有饥饿的感觉，吃得就更多，形成了恶性循环，因而引起肥胖。肥胖者组织细胞的胰岛素受体减少，对胰岛素的敏感性降低，出现高血糖，以致发展为糖尿病。多见于非胰岛素依赖型糖尿病，也就是Ⅱ型糖尿病。有文献报道，70%～80%的糖尿病人体重超标。体重超标组的人，糖尿病的患病率是非超标组的5.26倍。

从事脑力劳动的人。劳动性质及其强度与糖尿病的发病有着密切关系。据我国学者调查，糖尿病的患病率由高到低，职业顺序变化为：干部、知识分子、职工、渔民、农牧民。脑力劳动者高于体力劳动者。

持续的应激状态：如感染、创伤、情绪波动等。儿童时期的糖尿病多与病毒感染有关，感染使细胞受体损害，而引起糖尿病。中年人情绪的改变以及外伤、手术，使血糖升高的因素增多而引起糖尿病。

妊娠及绝经期：糖尿病与多次妊娠有关。生有巨大胎儿的妇女更属高发的人群。另外，曾有多次妊娠的妇女绝经后也易患糖尿病。

因此，高危人群应定期到医院检测血糖水平，以便及早发现糖尿病及时治疗。

69．灵芝治疗糖尿病小验方

(1) 灵芝山药孢子粉

【处方】灵芝15克，山药30克，孢子粉3克。

【制作】将灵芝、山药切成薄片，放入砂锅加水煎熬，用文火保持沸腾1个小时后，倒出头煎，再加水煎熬取二煎液后加入孢子粉。

【用法】将所得的煎液分早、晚2次服完。常服。

【功效】具有加速胰岛血液循环，提高胰岛产生胰岛素的能力。能治疗糖尿病。

(2) 灵芝山药

【处方】平盖灵芝15克，山药30克。

【制作】将平盖灵芝、山药切成薄片，放入砂锅加水煎熬，用文火保持沸腾1小时后，倒出头煎液，再加水煎熬取二煎液。

【用法】将所得的煎液分早、晚2次服完。

【功效】具有加速胰岛血液循环，提高胰岛产生胰岛素能力。能治疗糖尿病。

70．得了慢性支气管炎和哮喘找灵芝

吸烟、酗酒等不良习惯，加上日益污染的空气中二氧化碳、二氧化硫、各种重金属微粒及病毒细菌，不断侵袭我们的呼吸系统，使越来越多的人患上支气管炎和哮喘等呼吸系统疾病。

现代医学证明灵芝能增加气管黏膜上的抗体，增加呼吸系统抵抗病菌及病毒的能力，更有促进气管黏膜上皮再生修复的作用，尤其对喘息型病例效果更好。是因为灵芝多糖能提高有机体非特异性免疫功能；灵芝能抑制有机体释放组胺及变态慢反应性物质；灵芝能刺激γ干扰素的产生及抑制过敏反应；能刺激白介素的产生，白介素Ⅱ能抑制有害的过敏反应；灵芝有安神作用。其

免疫促进作用，又可有效防止反复感冒，从而减少复发。灵芝能抑制肥大细胞释放出组胺，能使支气管平滑肌舒缓，而减少气喘之症状。

灵芝有显著的镇咳祛痰及平喘作用，对于缓解此种疾病的咳、痰、喘的症状及防止喘息发作有显著效果。

灵芝对中医分型属于虚寒型及痰湿型疗效较好，肺热型和肺燥型则效果较差，其总有效率在80%左右。

灵芝能增强免疫系统，有滋补强壮、扶正祛邪、固本培元之功效，使体质增强、睡眠改善、食欲增加、抗寒能力增强、精力充沛、感冒减少从而减少此病的复发。但因灵芝无抗炎的作用，故在慢性气管炎病人的急性发作期或并发其他感染时，应加用抗菌药物。灵芝见效慢，多在用药1～2周后见效，但疗效稳定。

病例：

某男，68岁，患喘息型气管炎，病史已有14年，属重度。服用灵芝片10天后，咳嗽、哮喘均有所好转，哮喘音未减少；连续服用20天后，咳嗽继续好转，喘及哮鸣音明显有好转；服用30天后，喘及哮喘基本被控制，食欲也大有改善。

某男，53岁，患慢性气管炎、神经衰弱等疾病，并有咳嗽、多痰、气急，晚上难以入睡，白天有头晕、头胀、精神委靡等症状。按气管炎治疗，使用异丙肾上腺素喷雾，症状没有得到控制。后改服灵芝片2周后，咳嗽大有改善，气急减轻，睡眠好转，自觉症状明显改善。

某女，69岁，患单纯性慢性气管炎，病史已有4年，咳、痰、喘病情均属中等，以后服用灵芝，服药10天后，咳、痰、气喘均有好转；服药20天后，气喘得到控制，咳嗽好转，食欲得以改善；服药30天后，咳、痰、喘均基本得到控制，食欲显著好转，每餐饭量增至150克。

71. 灵芝治疗慢性支气管炎和哮喘小验方

(1) 灵芝莲心百合瘦肉汤

【处方】 灵芝6克，莲子30克，百合30克，瘦肉200克。

【制作与用法】 灵芝切薄片浸泡，放入其他材料煮熟。每日1剂，分1～2次服用。

【功效】 安神健脾，清肺燥，止干咳，凡阴虚咳嗽或肺结核患者，可常服。

(2) 灵芝陈皮老鸭汤

【处方】 灵芝50克，陈皮1个，老鸭1只，蜜枣2枚。

【制作与用法】 先将老鸭剖洗干净，去毛、去内脏、去鸭尾，切成块；灵芝、陈皮和蜜枣分别用清水洗干净。然后将以上全部材料一齐放入开水中，继续用中火煲约3小时左右，以少许盐调味，即可佐膳饮用。

【功效】 灵芝具安神，健胃，祛痰，活血的作用；陈皮具有行气健脾，燥湿化痰的作用；老鸭肉有滋阴补虚，利尿消肿的作用；蜜枣具有补中益气，止咳润补肺肾，化痰平喘的作用。全方共奏健脾益气之功效。

(3) 灵芝白酒

【处方】 灵芝30克。

【制作】 灵芝切碎置瓶中，加白酒500毫升，封口浸泡7日。

【用法】 每日服2次，每次10～20毫升。

【功效】 适用于神经衰弱、失眠、消化不良、咳嗽气喘、老年性支气管炎等症。

(4) 灵芝沙参

【处方】 灵芝15克，南沙参10克，北沙参10克，百合10克。

【制作】 将药切薄片，入砂锅内煎，用文火保持沸腾20分钟，倒出药液再煎，两次煎液混合。

【用法】早晚各1次，连服10天。

【功效】可治慢性支气管炎。

(5) 灵芝银耳汤

【处方】灵芝15克，银耳6克，冰糖15克。

【制作】银耳用温开水发，入锅内加水适量，放入切成薄片的灵芝，用文火炖2～3小时至银耳汤稠，捞出灵芝渣，调入冰糖即可。

【用法】每天3次，长期服用。

【功效】主要适用于肺阴不足或肺肾两虚之久咳不愈者，对失眠、健忘也有效。

(6) 灵芝草菌

【处方】灵芝10克，虫草菌粉3克。

【制作】将灵芝切成薄片，放入锅内，加水用文火煎煮，连煎2次，每次煎40分钟，取头煎液与二煎液，合并2次煎液。

【用法】每日1剂，分2次饮服，每次服用时加虫草菌粉1.5克。连服30～60天。

【功效】治疗哮喘和咳血、老年慢性支气管炎。

(7) 灵芝河蚌

【处方】灵芝20克，蚌肉250克，冰糖60克。

【制作】将河蚌肉洗净；灵芝切成薄片，放入砂锅内，加水用文火煎1小时，取煎汁，然后再放入蚌肉煨煮至熟透，加入冰糖，待冰糖溶化后即可食用。

【用法】蚌肉与汤1天内服完，连服。

【功效】抑制组胺释放，解除支气管痉挛等。治疗老年慢性支气管炎、支气管哮喘、慢性肝炎、白细胞减少症、冠心病、高脂血症、心律失常、神经衰弱、失眠、早期肝硬化症。

(8) 灵芝糖浆

【处方】灵芝100克，白糖80克。

【制作】将灵芝切成薄片，放入砂锅内，加水用文火煎煮1小时后，滤取头煎液，再加水煎取二煎液。将2次煎液合并，加热蒸发浓缩至200毫升，放入白糖，待白糖溶解，冷却后服用。

【用法】每日服2次，每次服10毫升。

【功效】抑制组胺释放，治疗单纯性、顽固性哮喘和过敏性哮喘。

(9) 紫灵芝

【处方】紫灵芝5克。

【制作】将紫灵芝切成薄片，加水用文火煎煮1小时，滤取头煎液，6～8小时后，再加水煎取二煎液，合并2次煎液。

【用法】每日1剂，分2次饮服。

【功效】治疗儿童哮喘，增进食欲，增强体质。

(10) 灵芝猪肺汤

【处方】灵芝15克，猪肺1副。

【制作】将猪肺洗净，灵芝切成薄片，一起放入锅内，加水煮至猪肺熟烂，放入调料调味即可食用。

【用法】每日1剂，分2次服完，连服。

【功效】补肺，平喘。能治疗支气管哮喘及肺气虚弱、感冒、咳嗽、哮喘等疾病。

(11) 灵芝核桃羹

【处方】灵芝15克，核桃仁15克，甜杏仁12克，冰糖适量。

【制作】将灵芝切成薄片，加水用文火煎煮2次，每次保持沸腾1小时，滤取煎液；把核桃、甜杏仁、冰糖放入碗内，倒入灵芝煎液，用文火炖熟即可。

【用法】每日清晨服用，1次服完。连服。

【功效】补肺，止咳，平喘。适用于慢性气管炎、咳嗽、多痰病人服用。

(12) 灵芝皂角酒

【处方】灵芝200克，皂角15克，白酒500毫升。

【制作】将灵芝、皂角切成薄片，浸入50度白酒500毫升中，密封10～15天，待酒呈棕红色后便可服。

【用法】每日服2次，每次服25毫升。连服。

【功效】治疗慢性支气管炎、痰稀等疾病。

(13) 灵芝半夏

【处方】灵芝6克，半夏5克，苏叶3克，厚朴3克，茯苓10克，冰糖适量。

【制作】将灵芝、半夏、苏叶、厚朴、茯苓剪碎，一起放入砂锅内，加水用文火煎煮半小时后，滤取头煎液，再加水煎取二煎液。合并2次煎液加入冰糖即可。

【用法】每日1剂，分早、晚2次服完。连服10～15天。

【功效】止咳，抗过敏，主治过敏性哮喘疾病。

(14) 灵芝大枣膏

【处方】灵芝、大枣各300克，蜂蜜500毫升。

【制作】将灵芝切成薄片，与大枣一起放入砂锅内，加水用文火煎煮半小时后，滤取头煎液，再加水煎取二煎液。合并2次煎液，加入蜂蜜，熬成膏即可，放入冰箱保存。

【用法】从冰箱中取出灵芝膏后，加热至微热服用。每日服2次，上述量分20天服完。

【功效】养心益肺，强肝健脾。能治疗咳嗽多痰，胸闷气短、失眠健忘、消化差等症。

(15) 紫灵芝粉

【处方】紫灵芝500克。

【制作】将紫灵芝切成薄片，再磨成细末。

【用法】用开水冲服，或装入空胶囊服用。每日服3次，每次服1～2克。连服。

【功效】平喘，祛痰。治疗咳喘。

(16) 灵芝猪肉

【处方】灵芝6～8克，瘦猪肉100克。

【制作】将猪肉洗净剁成肉泥，加入灵芝粉、油、盐、味精拌匀，盛于碗中，隔水蒸熟即可食用。

【用法】上述量1次服完，每日服2次。连服3～5天。

【功效】治疗久咳不愈等症。

(17) 灵芝五味子汤

【处方】 灵芝13克，五味子15克，远志15克，何首乌12克，枸杞子15克，覆盆子15克，紫苏5克，当归15克，川芎15克，甘草14克，桂皮12克，八角5克，陈皮5克，肉豆蔻5克，白糖适量。

【制作】 将上述中药剪碎，一起放入砂锅内，加水用文火煎煮1小时后，滤取头煎液，再加水煎取二煎液。合并2次煎液，加入白糖调味即可。

【用法】 每日1剂，分早、晚2次服完。连服15～20天。

【功效】 对老年人慢性支气管炎、支气管哮喘、高胆固醇症、神经衰弱、慢性肝炎有疗效；并有健胃、消炎、利尿、降压等效果。

(18) 治慢性支气管炎：服用灵芝片，每日3次，每次1片(含量相当于生药0.5克)，或用灵芝酊（20%浓度)，每日3次，每次10毫升（每日量相当于生药6克)，一般15～30天开始见效或遵医嘱。

(19) 治支气管哮喘：现在还有灵芝针剂，可遵医嘱治疗，效果也很好。

72.得了心脑血管疾病找灵芝

心脑血管疾病病死率高，目前发病呈上升趋势，年龄呈低龄化。灵芝中的三萜类可以降低血脂，具有良好的抗血凝作用，可降低血黏度，从而改善人体血液循环，对高血压、高血脂、动脉硬化、脑血管病、心脏病等有预防及改善作用。

冠心病是冠状动脉粥样硬化性心脏病的简称。其发病与血脂含量异常（血胆固醇、三酰甘油、低密度脂蛋白升高，高密度脂蛋白降低)、高血压、糖尿病、吸烟、遗传因素等有关。是指供给心脏营养物质的血管——冠状动脉发生严重粥样硬化或痉挛，使冠状动脉狭窄或阻塞，以及血栓形成造成管腔闭塞，导致心肌缺血缺氧或梗死的一种心脏病，亦称缺血性心脏病。主要表现为冠状动脉供血不全，急性的、暂时的缺血、缺氧，导致心绞痛。若持久的缺血、缺氧可致心肌坏死，即心肌梗死。冠心病是动脉粥样硬化导致器官病变最常见的类型，也是危害中老年人健康的常见病。

灵芝能使脑血管扩张，减低其血流阻力，增强冠状血管的血流量，降低动脉、静脉血含氧量差及心肌耗氧量，促进心肌梗死区域的血流循环。灵芝制剂对冠心病、心绞痛及高脂血症有一定疗效，一般应与原用的治疗药合用，可发挥协同作用。

高血压也是导致心脑血管疾病的主要原因。成年人正常血压为140/90毫米汞柱（18.6/12.0千帕）以下。高血压分为原发性和继发性两种。灵芝对高血压病确有一定疗效，特别是与常规应用的降压药合用时有协同作用，使血压更易控制。灵芝能阻止肾素与血浆球蛋白发生作用，因而阻断其形成血管紧缩素，避免引起高血压。

临床试验均表明，灵芝的主要成分为灵芝多糖和灵芝酸。灵芝能延长和稳定其他降压药物的效果。灵芝可有效地扩张冠状动脉，增加冠脉血流量，改善心肌微循环，增强心肌氧和能量的供给，灵芝能调节中枢神经，改善末梢血管的动脉硬化，强化心脏功能，软化血管，降低高血压，升高低血压。这些功能对于多种类型的心脑血管疾病有良好的防治作用。因此，对心肌缺血具有保护作用，可广泛用于冠心病的治疗和预防。对高脂血症患者，灵芝可明显降低血胆固醇、脂蛋白和三酰甘油，并能预防动脉粥样硬化斑块的形成。对于粥样硬化斑块已经形成者，则有降低动脉壁胆固醇含量、软化血管、防止进一步损伤的作用。并可改善局部微循环，阻止血小板聚集。这些功效对于多种类型的中风有良好的防治作用。灵芝对高血压患者有降压作用，在临床上具有缓和的降血压效果，治疗老年高血压总有效率为84.5%。这是因为灵芝能阻止肾素与血浆球蛋白发生作用，从而阻断其形成血管紧缩素，避免引起高血压。同时，灵芝能降低血中的胆固醇、三酰甘油及β-脂蛋白，而防止动脉粥样硬化之形成，并有效果。对高血压、心肌梗死及脑栓塞均有预防作用。

对心绞痛、心前区胀闷，或紧压感的缓解率约为72%，对心悸、气促等症状的好转率约为65%，半数以上患者服药期间反映食欲、睡眠、精神好转，对降低血中三酰甘油有较好疗效。

在用灵芝治疗冠心病的过程中，发现在冠心病改善的同时，伴随的心律失常也随着好转和消失，于是采用灵芝注射液治疗各种心律失常，也取得一定的效果。

灵芝对高血压、心肌梗死及脑栓塞均有预防作用。

根据药理研究提供的证据提示，灵芝对冠心病的疗效可能是由于灵芝能增强心脏功能，提高心肌对缺血的抵抗力；增加冠脉流量，改善心肌微循环；抑制血小板聚集，防止血栓形成；抗氧化和清除氧自由基；抑制血管内皮细胞增殖，减轻血管内皮细胞的损伤；降低血脂，减轻动脉粥样硬化的程度；灵芝的镇静、镇痛作用和提高机体对缺氧的耐受力等在此亦发挥一定作用。灵芝还能保护因服用含化学成分的降脂药引起的肝损害。

灵芝含有的腺嘌呤核苷能抑制血小板凝集、防止血栓形成，有效地扩张冠状动脉，增加冠脉血流量，改善心肌微循环，增强心肌氧和能量的供给，因此，对心肌缺血具有保护作用，可广泛用于冠心病的治疗和预防。并可改善局部微循环，阻止血小板聚集。这些功效对于多种类型的中风有良好的防治作用。对于脑血管疾病，灵芝能使脑血管扩张，使脑血流量加强24.8%，对于患者的物理治疗及复健有很大的帮助。对于脑栓塞方面，灵芝所含的腺苷，能抑制血小板的凝固，可预防栓塞。

如江西灵芝协作组曾用灵芝煎剂治疗三组高血压病患者，共84例，有降压和改善症状作用，降压有效率可达87%～98%。

日本Kanmatsuse等观察灵芝对原发性高血压病的疗效。该组53例患者，分为两组，甲组为原发性高血压病患者，乙组为血压正常或轻度高血压患者。所有患者均每日口服冻干灵芝提取物片6片（240毫克/片），共服药180天。结果甲组患者的血压显著降低。其中10%患者收缩压降低2.78～4.03千帕（20～29

毫米汞柱),47.5%收缩压降低1.39~2.64千帕(10~19毫米汞柱),17.5%舒张压降低1.39~1.95千帕（10~14毫米汞柱），42.5%舒张压降低0.7~1.25千帕（5~9毫米汞柱）。甲组治疗前平均血压（收缩压/舒张压）为21.8/14.4千帕（156.6/103.5毫米汞柱），经灵芝治疗后6个月后,降至18.99/12.9千帕(136.6/92.8毫米汞柱)。乙组患者服用灵芝6个月,未见明显降压作用。此外,服用灵芝后,血清总胆固醇、低密度脂蛋白(LDL)降低,但高密度脂蛋白(HDL)无改变。

多数临床报告还指出，灵芝制剂可使高血压患者的自觉症状明显改善，与降压药同服，似有协同作用，表现为血压易控制，且较稳定。

灵芝治疗心脑血管、高血压疗效特点如下：

（1）缓解或减轻心绞痛症状，减少抗心绞痛药用量，甚至可停用。

（2）部分患者心电图的心肌缺血性变化好转或改善，且与对心绞痛的症状疗效有一定的平行关系。

（3）灵芝制剂具有调节血脂作用，可不同程度地降低血清胆固醇、三酰甘油、β-脂蛋白和低密度脂蛋白；可升高高密度脂蛋白。

（4）灵芝制剂还能降低全血黏度和血浆黏度，使心脑血管疾病患者的血液流变学障碍得以改善。

（5）患者用药后，除原有的心悸、气短、头痛、头晕、水肿等症状减轻或缓解外，多数患者尚见食欲增加、睡眠改善、体力增强等效果。

（6）灵芝制剂治疗冠心病、高脂血症的疗效与病情轻重、用药剂量及疗程长短等有关，一般病情属轻、中度患者疗效高，剂量较大、疗程较长者疗效较好。

（7）灵芝对中医分型属心气虚、心阴耗损型的疗效较其他为高。

中医药学关于灵芝“治胸中结，益心气”及“入心生血，助心充脉”的论述指出，我国古代已应用灵芝防治心血管疾病，并对其药效机制有一定认识。现代研究继承并发展了灵芝防治冠心病、心绞痛及高脂血症的理论，并赋予灵芝在心血管疾病的综合疗法中以一定的地位。

病例：

某男，钢铁厂工人，每日感觉胸闷1～2次，心电图显示V_{GST}缺血样下降0.75毫米，并有早搏、T波倒置等症状。服用灵芝片后，自觉胸闷消失，早搏消失；服药1个月后，心电图恢复正常，运动试验阴性。停药后，早搏和胸闷又复发，再次服用灵芝片后，早搏和胸闷又消失，心电图再次恢复正常。

某男，66岁，有阵发性心悸、胸闷，劳动时尤甚，心电图显示V_{GST}缺血样下降0.75毫米。服用灵芝片1个月后，心悸、胸闷症状消失，心电图基本正常。第2个月因灵芝片未能供应上，而改服其他药物，症状又再次出现，以后再继续服用灵芝片，5周后症状基本消失，心电图恢复正常。

某男，47岁，患高血压已有15年，血压220/130毫米汞柱，并有心悸、头晕、步态不稳、精神不振等症状。先服用降压药，血压降至154/96毫米汞柱，但症状没有减轻。后改服灵芝片，每日3次，每次3片，一星期后仅有轻度头晕，其余症状全部消失。

某男，日本人，45岁，因患脑卒中（中风）而病倒，经医生全力抢救后，虽然意识恢复，但从此语言不清，久治不愈。后在朋友介绍下开始服用灵芝，不久病情开始好转，连续服用灵芝后，各种症状消失，能起床散步锻炼，并能给员工发指示、指挥工作。

某女，日本人，39岁，因怀孕生产而导致肛裂痔核，甚感痛苦，虽经使用灌肠药治疗，不久又复发，并伴有头痛、肩膀僵硬、腰痛、手脚麻痹等症状。服用灵芝治疗6个月后，病情明显好转，头部巨大压迫感、头痛、肩膀僵硬、寒症等完全消失，痔疮也痊愈了。

某离休干部，夫妇俩已年过古稀，前几年经常患头晕症，严重时连电视都不能看，双目不能睁开，噪声不能听，心情烦躁，全身不适。经医生检查，结论为“脑梗死”，服药后效果不明显。经他人介绍，从1996年11月起每天服用灵芝，病情逐渐好转，各种症状消失，现在不仅能看电视，睡得着觉，连头也不昏了，其他小毛病也痊愈了。

某女，原来患脑部供血不足、左脑梗死，自觉头胀发昏。自从跟丈夫一起天天服用灵芝后，症状消失了。经医生反复检查，心血管系统、肠胃功能一切正常。

某男，68岁，1976年开始出现白细胞减少症，最低时只有1.8×10^9/升，不久又出现心律不齐，还经常有偏头痛和失眠，尤其是心脏病发作起来相当难受，每年要去机关门诊输液1～2个疗程低分子右旋糖酐（每个疗程15瓶）。自从服用灵芝半年后，心律奇迹般好转了；在不到一年的时间内，心脏病也痊愈了。4年来每天坚持服用灵芝，心脏病没复发过，连偏头痛和失眠也消失了。

某男，60岁，原在饭店工作，由于长年累月站着与油锅打交道，两腿经常出现刺激麻木感。1990年退休后，刺激麻木感越来越严重，全身乏力，东倒西歪，药物治疗久不见效。经朋友介绍，开始服用灵芝胶囊，两个月后，自我感觉轻松多了，精神面貌大大改善，双腿刺激麻木感也消失了。

73.灵芝治疗心脑血管疾病小验方

（1）灵芝黑白木耳汤

【处方】灵芝6克，黑木耳（云耳）6克，白木耳（银耳）6克，蜜枣6枚，瘦猪肉200克。

【制作】灵芝切薄片浸泡，后将其他材料放入砂锅文火煮熟烂。

【用法】每日1剂，分1～2次服用。

【功效】滋补肺胃，活血润燥，强心补脑，防癌抗癌，降血压血脂，预防冠心病。

（2）赤灵芝

【处方】猪骨或肉类适量，赤灵芝15克，蜜枣适量。

【制作】灵芝切薄片，同其他原料共煮熟烂。

【用法】每日1剂，分1～2次服用。

【功效】滋补肺胃，活血润燥，强心补脑，防癌抗癌，降血压血脂，预防冠心病。

（3）赤灵芝

【处方】猪骨或肉类适量，赤灵芝10克，生何首乌20克，三七5克，杜仲10克，蜜枣适量。

【制作】灵芝切薄片，煮熟烂。

【用法】每日1剂，分1～2次服用。

【功效】滋补肺胃，活血润燥，强心补脑，防癌抗癌，降血压血脂，预防冠心病。

（4）赤灵芝

【处方】猪骨或肉类适量，赤灵芝10克，生何首乌20克，决明子20克，丹参10克，蜜枣适量。

【制作】灵芝切薄片，煮熟烂。

【用法】每日1剂，分1～2次服用。

【功效】滋补肺胃，活血润燥，强心补脑，防癌抗癌，降血压血脂，预防冠心病。

（5）赤灵芝

【处方】猪骨或肉类适量，赤灵芝15克，野生红景天15克，酸枣仁15克，蜜枣适量。

【制作】灵芝切薄片，煮熟烂。

【用法】每日1剂，分1～2次服用。

【功效】滋补肺胃，活血润燥，强心补脑，防癌抗癌，降血压血脂，预防冠心病。

（6）灵芝田七瘦肉汤

【处方】龙眼肉15克，灵芝10克，田七6克，生姜6克，猪瘦肉50克。

【制作】猪瘦肉、灵芝洗净切片，与龙眼肉、田七、姜片洗净，共入炖盅内，加开水适量。调味，文火隔水炖30分钟，饮汤食用。

【用法】每日1剂，分1～2次服用。

【功效】益气养心，祛瘀止痛。适用于冠心病属气虚血瘀者，症见胸前闷痛，痛如针刺，时作时止，心悸气短，身疲乏力，失眠多梦等。

（7）灵芝三七饮

【处方】灵芝30克，三七粉4克。

【用法】炖服。早、晚各服1次。

【功效】治冠心病和心绞痛。

（8）灵芝黄豆粉

【处方】灵芝30克，黄豆90克。

【制作】焙干炒熟磨粉。

【用法】每日服3次，每次9～15克，开水冲服。

【功效】治冠心病。

（9）灵芝

【处方】灵芝30克，丹参20克，田七15克。

【制作】共研细末。

【用法】每次3克，每日2次。

【功效】适用于心悸胸闷，心前区疼痛以及冠心病、心绞痛等。

（10）灵芝

【处方】灵芝15克，丹参15克，川芎10克，红花6克，延胡索6克。

【制作】烘干研末。

【用法】每次6～9克，白糖开水送服，早晚各1次。

【功效】活血化瘀，对冠心病、心律不齐有效。

（11）灵芝枸杞子牛肉汤

【处方】灵芝6克，枸杞子20克，牛肉150克。

【制作】将灵芝切成薄片浸泡，放入枸杞子、牛肉、葱、蒜、油、盐各适量文火煮烂。

【用法】每日1剂，分1～2次服用。

【功效】补益肝肾，健脾养胃，补血，补中益气。

（12）灵芝金菇芽菜肉片汤

【处方】灵芝6克，金菇100克，大豆芽菜150克，生姜2片，瘦肉200克。

【制作】将灵芝切成薄片浸泡，放其他材料文火煮烂。

【功效】健脾开胃，去湿除烦，降胆固醇，消肿利尿。

（13）灵芝粉葛猪肠汤

【处方】灵芝6克，新鲜粉葛300～350克，猪肠150～200克，赤小豆60克（用小布袋装）。

【制作】将灵芝切成薄片浸泡，放入新鲜粉葛、猪肠、赤小豆文火煮烂。

【用法】每日1剂，分1～2次服用。

【功效】降血压，治冠心病，去湿和胃，治烦躁口渴，肩背疼痛，皮肤湿毒，水肿骨火。

（14）灵芝莲子清鸡汤

【处方】灵芝6克，莲子50克，陈皮适量，鸡1只。

【制作】同煮。

【用法】每日1剂，分1～2次服用。

【功效】健脾开胃，补益身体。病后体虚、产后、手术后、脾胃虚弱、血气不足、头晕眼花，可常饮此汤。

（15）灵芝杞子南枣乳鸽汤

【处方】灵芝6克，杞子30克，南枣10枚，乳鸽1只，生姜1片。

【制作】同煮。

【用法】每日1剂，分1～2次服用。

【功效】健脾开胃，补益气血，养心安神，益精明目，治精神不振，心悸失眠，头晕眼花。

（16）灵芝菇芽菜肉片汤

【处方】灵芝6克，金菇100克，大豆芽菜150克，生姜2片，瘦肉200克。

【制作】同煮。

【用法】每日1剂，分1～2次服用。

【功效】健脾开胃，去湿除烦，降胆固醇，消肿利尿。

（17）灵芝甘草汤

【处方】灵芝6克，甘草5克。

【制作】将灵芝、甘草放入砂锅加水煎熬，文火煎1小时取液，再加水煎，2次煎液混合。

【用法】早晚各1次，可长期服。

【功效】能降血压及软化血管，治高血压。

（18）灵芝黄芪汤

【处方】灵芝15克，黄芪15克，干姜10克。

【制作】将3味药切碎入砂锅加水煎1小时后倒出煎液，加水再煎，将2次煎液混合。

【用法】早、晚各1次，连服3～5天，可常服。

【功效】治低血压。

74.得了神经衰弱症找灵芝

我们一生中有三分之一的时间是在睡眠中度过的，睡眠可以使疲劳的身体得到恢复，各个系统的功能得到调整和休息，由此维系整个身体的正常运转，使健康得到保证，可见睡眠对人体有重要生理意义。如果人体不能得到正常所需的休息，营养供需不均衡、精神压力过重等，神经系统功能就会衰退，其指挥协调功能就会混乱，从而引发人体多种不适，导致疾病。

神经衰弱主要表现有睡眠障碍（入睡难、难以熟睡或早醒），同时伴有食欲不振、乏力、头晕、头痛、记忆力减退、阳痿、遗精、月经不调、耳鸣、畏寒、腰酸等。据统计，目前我国睡眠障碍（神经衰弱）患者约有3亿，睡眠不良者竟高达5亿人。在失眠人群中有73%的患者从未看过专科医生或用药物治疗，失眠成为困扰很多人的精神疾病，并严重影响工作和生活质量。失眠即对睡眠的质和量不满意，只要是睡不着觉的、睡不醒的、睡不好的都叫失眠。神经衰弱是当前社会的常见病，在社会生活中，人们面临巨大的压力，如失业、失恋、夫妻关系不睦、上下级同事间关系不好、意外打击等。如不能正确对待，均可引起本病。中医认为致病病因多为七情，即喜、怒、忧、思、悲、恐、惊。西医认为是超负荷的体力或脑力劳动引起大脑皮质兴奋和抑制功能紊乱，产生神经衰弱综合征。据有关资料统计，脑力劳动者发病占96%以上，这也间接地说明神经衰弱与过度脑力劳动有关。目前失眠患者服用的安眠药，毒副作用很大，导致患者白天无精打采、精神委靡、记忆力下降、反应能力迟钝、脑力衰退等，使人体免疫力低下，可诱发多种疾病，甚至诱发自杀行为。

灵芝有改善睡眠功能，可提高睡眠质量，还能明显改善头晕头痛、健忘、焦虑、食欲不振等症状，对患者的精神状态、食欲及全身状况都有很大改善，而且无任何毒副作用。

灵芝制剂对神经衰弱失眠有显著疗效，总有效率高达87.14%～100%。一般用药后10～15天即出现明显疗效，表明为睡眠改善，食欲、体重增加，心悸、头痛、头晕减轻或消失，精神振奋，记忆力增强，体力增强，其他并发症也有不同程度的改善。中医分型属气血两虚型疗效更好。

北京广安门医院、东直门医院和北京医院用灵芝孢子粉治疗神经衰弱患者102例，10天为1个疗程，连服2～3疗程。结果患者的失眠多梦、心悸健忘、腰腿酸软、神疲乏力、烦躁纳差等各种症状有明显改善，有效率为90%以上。尤其对心脾两虚型病人的症状改善疗效更好，有效率达96.9%。

北京医学院附属第三医院精神科中西医结合小组观察灵芝治疗100例神经衰弱与神经衰弱症候群的临床疗效。本组100例中，神经衰弱50例，精神分裂症恢复期残余神经衰弱症候群50例。灵芝（糖衣）片系由液体发酵所获赤芝粉加工制成，每片含赤芝粉0.25克。每次口服4片，每日3次。少数人每次口服4～5片，每日2次。疗程均在1个月以上，最长者6个月。疗效评定标准：主要症状消失或基本消失者定为显著好转，部分症状好转者定为好转，治疗一个月症状无变化者定为无效。结果：经过一个月以上治疗，显著好转者61例，占61%；好转者35例，占35%；无效者4例，占4%。总有效率96%。神经衰弱之显著好转率（70%）高于神经衰弱症候群(52%)。中医分型中属气血两虚者疗效较好。在临床实践中，还经常观察到一些久治不愈的顽固性神经衰弱患者，经灵芝治疗后痊愈或明显好转。

灵芝对神经衰弱失眠的疗效与其镇静作用有关，亦与中医药学所载灵芝能“安神”、“增智慧”、“不忘”相符。从灵芝治疗神经衰弱的疗效特点来看，其疗效机制更像是其“扶正固本”作用的结果，使神经衰弱时的神经内分泌－代谢紊乱恢复至正常，从而阻断了神经衰弱－失眠的恶性循环，使睡眠改善。

灵芝治疗神经衰弱无药物依赖性，无副作用。

灵芝治疗神经衰弱的效果与用药时间和剂量成正比。

病例：

某男，53岁，体质虚弱，走两层楼就感到乏力，走3～4分钟耳朵听觉就不灵；食欲不好，每天只吃饭150克；长期睡眠不好，晚上只能靠服甲喹酮或甲丙氨酯入睡，醒后又无法入睡。用灵芝针剂注射治疗，3天后便可连续睡6～7小时，睡眠亦深，同时食欲也逐渐变好，现在每天能吃饭350～400克，体质逐渐增强，走三层楼也不觉得累，听觉也恢复正常了。

某男，42岁，教师，患严重神经衰弱及梅尼埃病，病史已有5～6年，曾服用谷维素、养血安神片、氯氮䓬、氯丙嗪等多种镇静药物，均无效。晚上不能入睡，每天只能吃饭100～150克，整天昏昏沉沉，记忆力严重衰退，肌肉酸痛，多次昏倒，长期病休在家。1972年起到华山医院就诊，单服灵芝片，连服2周后开始见效，4周后晚上能自然入睡，食欲也大增，面色、精神大有好转，并可上班工作了。

某男，纺织厂职工，患严重神经衰弱症，每天只能睡1～2

小时，整天精神不振，食欲差，一天只能吃饭100～150克。用灵芝针剂注射治疗后，精神、睡眠大有好转，食欲增加，每餐能吃饭200克。

某女，患严重神经衰弱症，经常通宵不眠，头晕，头昏，头痛，健忘。注射灵芝针剂后每晚能睡5～6小时，其他症状也有明显改善。

某男，40岁，教师，1967年因脑外伤后留下后遗症，饭后经常呕吐，晚上不能入睡，心悸，食欲差，全身乏力，记忆力极差，心情烦躁。曾经住院治疗3年，院外治疗3年，先后服用过激素、抗生素、能量合剂、维生素、各种安眠药及中医针灸治疗，疗效不明显，长期病休在家。后服用灵芝片，连服10天后，睡眠与呕吐情况有明显好转，但停服灵芝片后，病情又复发，再继续服用灵芝片后，病情又被控制，连续服用2个月后，各种症状恢复良好，病情基本稳定，已能上班工作。

某女，患胃癌，1966年进行了手术治疗，手术后肠功能紊乱，腹胀，纳差，失眠，梦多，白天打瞌睡。服用灵芝片2～3天后腹胀减轻，做梦明显减少，失眠状况减轻，精神面貌大为改观，白天打瞌睡现象消失。

某男，45岁，医生诊断为脑震荡后遗症和重度神经衰弱。1972年患脑震荡，发病时经常有头痛、头晕、呕吐、重度失眠等症状，虽经中西医综合治疗，但症状仍不减，每晚必须服安眠药才能入睡，时间长达1年有余。按医嘱服用灵芝，同时服用其他中药，头痛完全消失，白天头晕也有所改善，停止服用安眠药后，睡眠良好。

某男，46岁，患慢性血吸虫病，伴重度神经衰弱和神经官能症，病史2年有余。2年中先后服用过安眠药、氯普噻吨（泰尔登）、司可巴比妥（速可眠）等药物，均不见效果，白天头晕、头胀。1973年1月20日起停服一切安眠药，改服灵芝片，睡眠逐渐好转，2月15日起继续观察，失眠现象基本消失，神经官能症也大有改善。

某女，1972年起经常有失眠现象，每周至少有1~2天，最多达4天以上。晚上9点睡觉，凌晨2~3点就醒了，以后再也无法入睡，结果造成白天精神委靡，疲乏无力，有时还表现为食欲不振。经医生推荐连续服用灵芝片，每日3次，每次4片，服用灵芝片后失眠现象消失了，每晚能睡7~8小时，食欲、精神也大有改观。

75. 灵芝治疗神经衰弱小验方

（1）灵芝酒

【处方】 灵芝30克，白酒或黄酒500毫升。

【制作】 将灵芝切片、洗净，放入瓶中，加入白酒（或黄酒），密封浸泡7天后服用。

【用法】 每日2次，每次10~20毫升。长期服用。

【功效】 具有养血安神，益精悦颜，提高抗寒、抗病能力等功效。能治疗神经衰弱，失眠、易醒、多梦、睡眠不深、精神不振、消化不良、咳嗽气喘及老年慢性支气管炎等。

（2）紫芝桂圆汤

【处方】 紫芝15克，桂圆肉10克。

【制作】 将紫芝切片，和桂圆一起放入砂锅加水煎煮，用文火保持沸腾1小时后，倒出头煎液，再加水煎熬煎取二煎液。

【用法】 将所得的煎液分早、晚2次服完，连服14天。

【功效】 治疗心脾虚弱而致失眠、畏寒、食欲不良等症。

（3）灵芝银耳汤

【处方】 灵芝9克，银耳6克，冰糖15克。

【制作】 用小火炖2~3小时，至银耳成稠汁，取出灵芝残渣。

【用法】 分3次服用。

【功效】 治咳嗽，心神不安，失眠多梦、怔忡、健忘等症。

（4）灵芝麦片粥

【处方】 灵芝10克，小麦片50克。

【制作】将灵芝粉碎，与麦片同煮粥，加白糖1匙食用。

【功效】治神经衰弱、夜不安眠症。

(5) 灵芝水煎法

【处方】灵芝50克。

【制作】将灵芝切碎（灵芝切片），加入罐内，加水，如煎中药一样地熬，一般煎服3~4次；也可以连续水煎3次，装入温水瓶慢慢喝，每天喝多少都无限制。

【功效】治疗神经衰弱、夜不安眠、甲亢、便溏、腹泻等症。

(6) 灵芝五味子

【处方】灵芝12克，五味子6克，茯神9克。

【制作】灵芝切成薄片，与其他原料加水煎服。

【用法】早、晚各服1次。

【功效】适用于心悸气短，失眠多梦等。

(7) 灵芝猪心

【处方】灵芝15克，猪心500克。

【制作】灵芝切成薄片，与猪心共煮食用。

【用法】早、晚各服1次。

【功效】治心悸怔忡，烦躁易惊，失眠等症。

76.得了肝病找灵芝

肝炎包括病毒性肝炎和非病毒性肝炎。病毒性肝炎根据病毒的种类不同分为甲、乙、丙、丁、戊五型，其中乙、丙、丁型多表现为慢性，发展成肝硬化、肝癌的机率较大。非病毒性肝炎主要是因酒精、化学或药物引起的肝脏损伤。

目前国内外都没有找到能有效杀死病毒的药物，所以在治疗肝炎上都采用抗病毒、调节免疫和保肝治疗的方法。临床上抗病毒药物有干扰素、干扰素诱导剂，但疗效都不好且副作用较大。灵芝虽然没有明显的抗肝炎病毒作用，但它所具有的免疫调节和保肝的功效是十分有意义的。同时与一些有损害肝脏的药物合用，可避免或减轻药物所致肝损伤，保护肝脏。

灵芝具有保肝解毒功能，能促进肝脏对药物、毒物的代谢，对多种理化及生物因素引起的肝损伤均有保护作用；灵芝对肝脏有修复作用，肝脏的再生能力得到加强，对于中毒性肝炎及病毒性肝炎都有显著的效果；对于慢性肝炎，坚持服用可明显消除头晕、乏力、恶心、呕吐、食欲不振、肝区不适等症状，并可有效地改善肝功能，使各项指标趋于正常。

灵芝对多种理化及生物因素引起的肝损伤有保护作用。无论在肝脏损害发生前还是发生后，服用灵芝都可保护肝脏，减轻肝损伤。

灵芝治疗急性肝炎、慢性乙型肝炎效果较好。

胡娟(2001)报告对86例慢性乙型肝炎患者服用灵芝胶囊(含天然灵芝1.5克，每次2粒，每日3次)，共1～2个月，结果：纳差缓解94.2%，乏力减轻93.0%，腹胀消失92.0%，肝肿大回缩45.8%，脾大回缩42.9%，证明灵芝对治疗慢性乙肝有较好疗效。

钟建平等（2006）比较拉米夫定联合灵芝治疗慢性乙型肝炎，证明较单纯用拉米夫定疗效好，且能延缓和减少在拉米夫定治疗中易出现的YMDD变异现象，阻止乙肝病毒复制，并有明显改善肝功能作用。灵芝的保肝作用与古人所谈的“补肝气”、“益脾气”相一致。

灵芝能促进肝脏对药物、毒物的代谢，对于中毒性肝炎有确切的疗效。尤其是慢性肝炎，灵芝可明显消除头晕、乏力、恶心、肝区不适等症状，并可有效地改善肝功能，使各项指标趋于正常。所以，灵芝可用于治疗慢性中毒、各类慢性肝炎、肝硬化。

中医认为本病的发生，多因情志郁结、酒食不节，劳欲过度，感染虫毒或病后体虚等，使脏腑功能失常，导致气滞、血瘀、水湿停积于腹内而成，其病因病机常为以下几种：

（1）情志所伤：情志不畅，恼怒伤肝，肝失疏泄，气失条达，气血郁滞；肝气郁结，横逆乘脾，脾失健运，水湿停留，与瘀血蕴结日久不化，痞塞中焦而成本病。

（2）酒食不节：嗜酒过度，饮食不节，滋生湿热，损伤脾胃，脾失健运，聚湿生痰；肝失疏泄，气血郁滞，瘀血内结，痰湿瘀血交阻而成本病。

（3）劳欲过度：劳欲过度，伤脾及肾，脾虚则运化无力，气血乏源，水湿内生；肾虚则气化不行，水湿停聚，逐渐形成臌胀。

（4）感染虫毒：感染血吸虫，未能及时治疗，内伤肝脾，脉络瘀阻，结于胁下，积渐而成臌胀。

（5）病后体虚。黄疸、积聚日久，伤及肝脾，水湿不化，气血凝滞，气滞、血瘀、水湿三者互结腹中，遂成本病。

灵芝具有调气解郁、培土生金、益气补肾、软肝缩脾等功效，能提高肝脏的功能和活性。消除因慢性肝炎、肝硬化而引起的腹水、门脉高压、疲乏无力、食欲不振等症状，尤其是在消除腹水、稳定肝脏功能和活性、软肝缩脾、改善门静脉高压、控制肝硬化的复发、增强体质等方面治疗效果尤为突出。

病例：

某女，22岁，患急性无黄疸性肝炎，丙氨酸氨基转移酶（ALT）400单位/升。后服用灵芝片，1个疗程（10天）后，ALT降至65单位/升；2个疗程后，ALT降至50单位/升；3个疗程后，一切指标全部恢复至正常。

77．灵芝治疗肝病小验方

（1）灵芝猪肉汤

【处方】 灵芝9克，黄芪15克，当归16克，瘦猪肉100克。

【制作】 共煮，去药渣食肉。

【用法】 每日1次，连服10～15天。

【功效】 治肝硬化。

（2）灵芝蹄筋汤

【处方】 灵芝15克，黄芪1克，猪蹄筋100克，葱、姜、调料适量。

【制作与用法】将灵芝、黄芪装纱布袋内，扎口，猪蹄筋洗净与灵芝、黄芪及水共炖至熟烂，去药袋，调味，饮汤食肉。

【功效】健脾安神，益肾养肝，适用于慢性肝炎、食欲不振、体虚乏力、神经衰弱等。

(3) 灵芝炖肉

【处方】无论猪肉、牛肉、羊肉、鸡肉，都可以加入灵芝炖，按各自的饮食习惯加入调料喝汤吃肉。

【功效】有益于肝硬化。

(4) 灵芝茶

【处方】灵芝10克干品，切片放入带盖的水杯中，加开水200～300毫升，浸泡30～40分钟后代茶饮。

【功效】治疗慢性胆囊炎。

(5) 灵芝治疗乙肝方

【处方】灵芝6克，仙灵脾6克，黄芪10克，女贞子10克，虎杖6克，大黄3克，广豆根3克，赤芍6克，土茯苓10克，蒲公英5克。

【制作】将上述中药一起放入锅内，加水浸泡，用文火煎2次，合并2次煎液服用。

【用法】每日1剂，分早、晚2次服完。连服15天为1个疗程。

【功效】治疗慢性迁移性肝炎和慢性活动性肝炎。

(6) 灵芝黄芪方

【处方】灵芝9克，北黄芪15克，瘦猪肉100克。

【制作】将灵芝、北黄芪切成薄片，瘦猪肉剁碎，一起放入碗内，加适量水炖熟。

【用法】服用时加适量盐与调料调味，一次服下，连服半个月。

【功效】治疗急性传染性肝炎。

(7) 灵芝五味珍鸽

【处方】灵芝5克，五味子5克，丹参12克，柴胡3克，肉鸽1只，荷叶1/4张，栗子5个，莲心7粒，香菇5个，大枣5个，胡桃肉25克，黄酒、桂皮、盐、糖、酱油、味精等调味品适量。

【制作】将肉鸽宰杀后除毛、开膛、洗净；药料用荷叶包好，塞入鸽膛内；栗子剥壳、去衣；莲心水发半熟；香菇泡洗、去蒂；大枣洗净去核。把肉鸽与各料一起放入锅内，加入水、盐、酱油、桂皮，煨煮半小时，加入糖、味精，煮至肉鸽表面发出亮光即可。

【用法】鸽肉与辅料1天内服完。连续服用。

【功效】健胃助神，扶正祛邪，理气活血。治疗慢性病毒性肝炎等。

(8) 灵芝甘草液

【处方】灵芝6克，甘草5克。

【制作】将灵芝、甘草切成薄片，加水400毫升，用文火煎20分钟，滤取头煎液，加水再煎取二煎液，合并2次煎液即可。

【用法】每日1剂，分早、晚2次服完。长期服用。

【功效】补虚强身，安神定志。治疗迁延性肝炎。

(9) 灵芝党芪方

【处方】灵芝15克，黄芪15克，党参15克，枸杞子15克，败酱草15克，柴胡6克，甘草5克。

【制作】将灵芝、黄芪、党参剪碎，加水用文火煎煮1小时，加入败酱草、柴胡、甘草，再煎煮20分钟，滤取头煎液，再加水煎取二煎液，合并2次煎液。

【用法】每日1剂，分早、晚2次饮服。

【功效】具有保肝、促进肝细胞再生等作用。治疗肝硬化。

(10) 灵芝粥

【处方】灵芝10克，粳米100克，麦芽糖50克。

【制作】将灵芝剪碎，放入砂锅内，加水用文火煎煮，取头煎液与二煎液，合并2次煎液，加入粳米，用文火煮成稠粥，服用时加入麦芽糖调味即可。

【用法】每日1剂，分2次服完。宜长期服用。

【功效】补肝，宁神。治疗肝炎，也可提高机体免疫能力。

(11) 灵芝党参黄柏方

【处方】灵芝3克，党参30克，黄柏10克，败酱草10克，大黄6克，虎杖10克，白茅根20克，当归12克，丹参20克，霜桑叶12克。

【制作】将上述中药一起放入锅内，加水用文火煎煮，共煎2次，取头煎液与二煎液，合并2次煎液即可。

【用法】每日1剂，分早、晚2次服完。连服1个月。

【功效】预防和治疗乙型肝炎。

78.得了白细胞减少症找灵芝

白细胞是机体防御系统的重要组成部分，可以抵抗感染，作用不可忽视。成年人白细胞的正常值为（4.0～10.0）$\times 10^9$/升。凡外周血液中白细胞数持续低于4×10^9/升时，统称白细胞减少症。主要临床表现以乏力、头晕为主，常伴有食欲减退、四肢酸软、失眠多梦、低热心悸，畏寒腰酸等症状；若白细胞总数明显减少，低于2×10^9/升，中性粒细胞绝对值低于0.5×10^9/升，甚至消失者，称为粒细胞缺乏症。临床表现多以突然发病，畏寒高热，咽痛为主。粒细胞缺乏症为白细胞减少症发展至严重阶段的表现。

白细胞是人体重要的免疫细胞，它可以吞噬入侵人体的病菌，保护身体不受伤害，被称为人体卫士。然而白细胞只有在血液中的数量和浓度达到正常时才能发挥守护身体的功能。现代人容易患白细胞减少症与化学药品使用过多、放射性物质的辐射以及某些食品添加剂、防腐剂的使用有关。白细胞数量减少导致细菌感染、病毒入侵。常见的感染有口腔炎、中耳炎、支气管炎、肺炎、肾盂肾炎等，感染后不易治愈且病死率高。

灵芝能通过促进骨髓造血功能来增加白细胞数量，同时又促进人体其他免疫细胞和免疫因子的生成（如血液中的巨噬细胞、自然杀伤细胞、白介素1、白介素2、肿瘤坏死因子等），它们在人体与疾病的抗争中发挥着重大作用。

灵芝对各种原因引起的白细胞减少症均有效，疗程愈长，疗效愈佳。在用灵芝治疗其他疾病时，也观察到灵芝制剂能增加红细胞、血红蛋白、网织红细胞、白细胞及血小板量。在用灵芝治疗白细胞减少症时，也有人用灵芝治疗特发性血小板减少性紫癜、再生障碍性贫血、溶血性贫血等血液系统疾病。

实验证明灵芝多糖能促进骨髓细胞蛋白质、核酸的合成，加速骨髓细胞的分裂增殖。灵芝能促进骨髓造血功能。

病例：

某男，67岁，1997年9月经医院确诊为“急性早幼粒细胞白血病”，白细胞只有0.9×10^9/升，虽经医院治疗，病情时有反复。1998年9月开始服用灵芝，4个月后，自我感觉症状进一步缓解，食欲得到改善，睡眠正常，精神体力逐渐恢复，白细胞保持在4.0×10^9/升以上。

某女，59岁，患肺癌，虽经化学治疗，病情没有明显改善。1998年10月开始服用灵芝（灵芝胶囊120粒、孢子粉63克、原木灵芝500克），两个月后检查，白细胞上升至4.7×10^9/升，食欲增加，睡眠改善，病情明显好转。

79．灵芝治疗白细胞减少症小验方

（1）灵芝蹄筋汤

【处方】灵芝15克，黄芪18克，猪（牛）蹄筋100克。

【制作】共煮食用。

【用法】喝汤吃肉。

【功效】治白细胞减少症。

（2）灵芝黄芪汤

【处方】灵芝15克，黄芪20克，黄精15克，鸡血藤15克。

【制作】炖服。

【用法】喝汤吃肉。

【功效】治白细胞减少症。

（3）灵芝河蚌羹

【处方】灵芝20克，河蚌肉250克。

【制作】用砂锅加水煎1小时取汁，加入洗净河蚌肉250克，煮熟，放入冰糖60克食用。

【用法】每2～3天服1次。

【功效】可治白细胞减少症、急性和慢性支气管炎、老年慢性支气管炎、支气管哮喘、冠心病、高脂血症、心律失常、神经衰弱、早期肝硬化等。

(4) 灵芝鸡血藤

【处方】灵芝600克，鸡血藤、炒白术、女贞子、黄芪、补骨脂各1500克，苎麻根800克。

【制作】将灵芝、鸡血藤、炒白术、女贞子、黄芪、补骨脂、苎麻根一起放入砂锅内，加水用文火煎煮1小时后，滤取头煎液，再加水煎煮取二煎液。把2次煎液加热浓缩后，加入淀粉等辅料制成冲剂500克。

【用法】每日服3次，每次服3克。

【功效】补气活血，能治疗肿瘤病人化疗后白细胞减少症。

(5) 灵芝红枣汤

【处方】灵芝15克，红枣60克。

【制作】共入砂锅加水煎煮2次，合并滤液后加入两汤匙蜂蜜，再煮沸即成。

【用法】每天服用1小碗。

【功效】用于癌症患者，有升高白细胞、抑制癌细胞的作用。

(6) 虫草灵芝酒

【处方】冬虫夏草9克，灵芝6克，米酒1千克，蜂蜜30克。

【制作】共入大瓶内，密封1个月后即可饮用。

【用法】每天1次，每次15毫升。

【功效】癌症患者放、化疗期间饮服，有保护造血器官，提高免疫力的作用。

80.得了再生障碍性贫血找灵芝

再生障碍性贫血是由自身免疫造成的，是自身产生的抗体攻击自身靶细胞，是一种变态性疾病。因灵芝有调节免疫水平，提高免疫识别能力的作用，所以对再生障碍性贫血有较好的治疗作用。

病例：

某男，诊断为再生障碍性贫血病，血红蛋白为60～70克/升。曾用泼尼松（强的松）、丙酸睾酮等药物治疗，效果不明显。后改用灵芝针剂治疗，头晕、乏力、心悸、皮肤干燥等症状明显得以改善，红细胞升至3.0×10^9/升以上，血红蛋白升至90克/升以上，病情稳定。

某男，16岁，1971年11月发现牙出血，头晕，大腿上有淤斑，诊断为再生障碍性贫血病，院外治疗无效。1972年1月起住院治疗，开始服用泼尼松（强的松）、丙酸睾酮等药物，每隔1星期输血1次，每次200毫升，血小板2.8×10^9/升，白细胞1.6×10^6/升，血红蛋白50克/升，红细胞1.6×10^9/升，治疗效果不理想。后注射灵芝针剂及口服灵芝片治疗，8个月后出院，复查血小板89×10^9/升，白细胞2.2×10^9/升，血红蛋白89克/升，红细胞3.66×10^{12}/升。自我感觉良好，不再需要输血，还能帮助家里做些家务。

某女，29岁，患再生障碍性贫血病已有10年，住院前口服泼尼松（强的松）与肌注丙酸睾酮等药物，均无效，每月需输血400～600毫升。1973年5月开始服用灵芝片和注射灵芝针剂治疗，2个月后，自我感觉良好，各种症状有所好转，并停止输血，生活状况良好。

某男，50岁，曾用丙酸睾酮、激素、中药及输血等治疗，血象不断下降，病情无好转。1973年3月住院治疗，入院时红细胞（1.76～1.34）$\times10^{12}$/升，血红蛋白54～48克/升，白细胞（1.5～2.6）$\times10^9$/升，血小板（50～60）$\times10^9$/升，平均每月输血200毫升。入院后，先给予灵芝针剂注射和口服灵芝片治疗，以后改用灵芝片及复方胎盘片中药治疗。两个月后血象好转，红细胞2.5×10^{12}/升，血红蛋白70～80克/升，白细胞（2.0～3.0）$\times10^{9}$/升，血小板（70～100）$\times10^{9}$/升，其他症状均有所改善，并不再输血了。

81. 灵芝治疗再生障碍性贫血小验方

灵芝水牛角

【处方】灵芝6克，水牛角2～3克。

【制作】将灵芝切成薄片，加水用文火煎煮，滤取头煎液与二煎液；水牛角磨成细粉。

【用法】用灵芝煎液冲水牛角粉一起饮服。连服。

【功效】治疗再生障碍性贫血和溶血性贫血病。

82. 得了过敏性疾病找灵芝

当机体受某种抗原侵袭导致免疫功能亢进，产生各种变态反应或免疫性病理损害时，灵芝能抑制亢进的免疫水平，保持机体自身的稳定。过敏时表现为皮肤症状、哮喘，严重的会休克、死亡。过敏是人体免疫系统相对某些物质过度敏感免疫过盛所致。目前患者服用的免疫抑制剂会降低人体综合免疫力。

实验证明：灵芝可阻断过敏反应介质的释放，可抑制组胺释放，防止过敏反应的发生，对Ⅰ型、LN型变态反应有效。因此，对于目前治疗较困难的变态反应性或自身免疫性疾病，如：过敏性哮喘、红斑狼疮、甲亢、过敏性鼻炎、多种顽固性皮肤病、多发性肌炎、进行性肌营养不良、局限性硬皮症、风湿性关节炎及视网膜色素变形等，都可起到较好的效果，并可部分对抗某些疾病患者因长期使用激素而出现的毒副作用，灵芝与抗组胺类药物合用，可减少化学药物的用量，降低嗜睡、口渴等副作用。

83. 灵芝治疗过敏性疾病小验方

（1）灵芝半夏汤

【处方】灵芝16克，半夏3克，苏叶6克，厚朴3克，茯苓9克。

【制作】水煎后加冰糖服。

【用法】每日服2～3次。

【功效】治疗过敏性哮喘。

（2）灵芝汤

【处方】灵芝50克。

【制作】将灵芝切成薄片，放入砂锅内，加水用文火煎煮1小时后，滤取头煎液，再加水煎取二煎液，合并两次煎液，浓缩至50毫升，静止沉淀，取上清液。

【用法】过滤后，频频滴鼻。

【功效】治疗过敏性鼻炎。

（3）灵芝孢子粉

【处方】灵芝孢子粉20～30克。

【制作】加原料重10～20倍量的水，用文火煎煮30分钟左右，取煎液60～70毫升，沉淀，滤取50毫升上清液。

【用法】用灵芝上清液滴鼻，每隔2～3小时滴1次，连滴1～2天。

【功效】治疗鼻炎。

（4）灵芝滴剂

【处方】灵芝50克。

【制作】将灵芝切成薄片，浸于500毫升高度白酒中，密封浸泡15天。滤取酒浸液，放入电饭锅中蒸去酒精成分，滤得50毫升溶液（每1毫升含灵芝原料1克），放入冰箱中贮存。

【用法】治疗鼻炎，每天滴鼻5～6次，连滴5～6天；治疗带状疱疹，将灵芝浸出液涂在疱疹患处，每天涂5～6天次，连涂数天。

【功效】治疗鼻炎、带状疱疹。

84. 得了胃及十二指肠溃疡找灵芝

胃与十二指肠溃疡又称为消化性溃疡，其形成和发展与酸性胃液、胃蛋白酶的消化作用密切相关。本病可发生于任何年龄，但以青壮年居多，其中男性较女性更多，两者之比为2~4：1。本病若防治不当，可引起大出血、胃穿孔、幽门梗阻等严重并发症。

胃肠疾病特别是胃及十二指肠溃疡一直困扰着现代人，这不仅与我们的饮食习惯有关，还与现代人精神压力过重有关。如精神压力过重，胃肠便会产生供血不足，使胃肠血液循环不畅，导致新陈代谢困难。

灵芝多糖有黏稠性，对溃疡面有保护作用，使胃酸不直接与溃疡接触，促使其早日愈合。灵芝其性平味甘，具有助消化、利五脏的功能，对慢性胃炎、十二指肠溃疡等多种消化道疾病均有较好的疗效；灵芝“安神镇静”的作用可减轻精神紧张；灵芝可清除自由基，避免胃肠壁黏膜被损坏，并增快胶原细胞生长速度，加速溃疡面愈合；灵芝中的微量元素锌也有明显促进溃疡面愈合的作用。

85. 灵芝治疗慢性胃炎小验方

（1）灵芝黄酒

【处方】灵芝30克，黄酒150毫升。

【制作】灵芝切薄片，放入黄酒中泡15天即可。

【用法】每天饭后服6毫升加蜂蜜，长期服用。

【功效】治疗慢性胃炎，积年胃病。

(2)灵芝白酒

【处方】灵芝40克，白酒500毫升。

【制作】灵芝切薄片，放入白酒瓶中密封浸泡，3天后，白酒变成红棕色时即可喝。

【用法】每天饭后服30毫升，还可加蜂蜜或冰糖，长期服用。

【功效】适于治疗消化不良、神经衰弱、失眠、咳嗽气喘、老年性支气管炎等症。

(3) 灵芝人参酒

【处方】灵芝片50克，人参20克，冰糖500克。

【制作】装入纱布袋置酒坛中，加1500毫升白酒，密封浸10天后。

【用法】每日服2次，每次15～20毫升，长期服用。

【功效】治疗消化不良、肺痨久咳痰多、肺虚气喘等症。

86.得了硬皮症找灵芝

硬皮病是一种原因不明的自身免疫性疾病，以皮肤水肿苍白或淡红，继之皮肤干燥、光滑、增厚、变硬、变薄、毛发脱落，指端及关节处易出现顽固性溃疡等为主要临床特征。本病有局限性和系统性之分，前者局限于皮肤和肌肉损害，后者除此之外，尚累及内脏。硬皮病发病年龄以20～50岁多见，女性多于男性。局限性者预后良好，系统性患者一旦累及肺、心、肾，病情迅速恶化，预后较差。硬皮病属中医的“肌痹”、“皮痹”等范畴。

87.灵芝治疗硬皮症小验方

(1) 灵芝米酒

【处方】灵芝50克，米酒500毫升。

【制作】将灵芝切薄片，浸于米酒中密封，7～10天后即可服用。

【用法】每日服2次，每次服20～30毫升。长期服用。

【功效】治疗硬皮症。

(2) 灵芝黄芪

【处方】灵芝、黄芪、黄精各10克，炒山药、甘草各15克，麻黄、白芥子、泽泻、桃仁、炮姜、桂枝各5克，附子3克，生地9克。脾虚便溏加白术，补骨脂；关节痛加秦艽；便秘加当归，肉苁蓉；咽干去附子。

【制作】将上述中药剪碎，放入砂锅加水煎熬，用文火保持沸腾1小时，倒出头煎液，再加水煎熬取二煎液，煎好后混合。

【用法】早、晚2次分服。

【功效】对局限性硬皮症有效。

88.得了风湿及类风湿病找灵芝

灵芝在治疗风湿及类风湿疾病上具有一定疗效，灵芝对自体免疫和生理功能的调节上的作用比较明显。依据中医理论，类风湿关节炎病因复杂，属于中医“痹证”范畴。痹是阻闭不通之意，风寒湿热之邪，乘虚侵袭人体，导致气血运行不畅，经络瘀滞；另外痹证的发生还与体质的盛衰以及气候条件、生活环境有密切关系。许多学者对内分泌、代谢、营养、地理、职业、心理和社会环境差异等方面，与类风湿关节发病的关系都曾有过研究。细菌和病毒感染及遗传因素，可能与发病也有一定关系。目前公认类风湿关节炎是一种自身免疫性疾病。临床风湿、类风湿患者服用2～3个疗程破壁灵芝粉有明显效果，显效率在78%左右。

89.得了甲状腺功能亢进症（甲亢）找灵芝

甲状腺是人体重要的分泌腺体，位于喉结两旁，它分泌的激素对人体蛋白质、脂肪、碳水化合物（糖）这三大生命物质的新陈代谢有着重要的生理作用。甲亢是由于人体神经系统功能衰弱导致免疫系统失衡引起的内分泌紊乱性疾病，它多发于女性，主要症状是食量骤增，身体反而消瘦、激进易怒、眼珠突出、伴有心律不齐、心率快、血压升高等症状。灵芝能调节神经系统功能、平衡免疫功能和调节内分泌系统，使甲状腺功能得到根本改善。

90. 得了病找灵芝

妇科疾病还是找灵芝。很多妇女患月经不调、痛经、白带过多、子宫颈炎、子宫糜烂、子宫颈癌、乳腺增生、乳腺癌、卵巢癌等各种难以启齿的妇科疾病，绝大部分是由于自身免疫力低下导致病菌感染和内分泌紊乱失调引起的。灵芝防治妇女疾病的机制在于它对人体内分泌系统功能有调节作用，通过调节内分泌、改善血液循环、增强机体免疫力来从根本上消除病证。

得了便秘找灵芝。便秘是指由于大肠传导功能失常导致的以大便排出困难、排便时间或排便间隔时间延长为临床特征的一种病证。严格地讲，便秘既是一种独立的病证，也是一个在多种急慢性疾病过程中经常出现的症状。功能性便秘（虚证型）是肛肠科的一种常见疾病，其病因和发病机制是多因素的，在研究中发现，灵芝胶囊能大大改善患者大便干结、排便费力、排便不尽感等症状，而且服药后无腹痛、恶心、头晕及水泻样大便等不良反应。

灵芝还可帮助机体提高对各种不良环境（如高原缺氧等）的耐受性；此外对视网膜色素变性、脑发育不全症、进行性肌营养不良和萎缩性肌强直症、斑秃等具有很显著的临床疗效。进一步研究揭示，灵芝还有好的镇痛作用，对头痛、腰痛、神经痛、癌症疼痛等都有良好的效果。

91. 灵芝小验方

(1) 灵芝治疗刀伤和烫伤

【处方】灵芝孢子粉。

【制作】将灵芝孢子粉放在蒸笼中蒸半小时，以杀灭孢子粉中的杂菌。

【用法】 涂于刀伤口上或烫伤面上，烫伤处破皮或不破皮均可使用，每天涂抹2～3次。

【功效】 加快伤口愈合，消炎、止痛。

(2) 灵芝治疗频繁性感冒

【处方】 灵芝10克或灵芝粉3克。

【制作】 将灵芝切成薄片，加水用文火煎煮30～40分钟，滤取头煎液；再加水煎取二煎液。或将灵芝磨成粉，用沸水冲泡饮服，泡至茶水无色为止。

【用法】 每剂分2次饮服。灵芝粉沸水冲泡后，代茶频饮，连渣一起服下，长期服用。

【功效】 治疗频繁性感冒。

(3) 灵芝治疗斑秃

【处方】 灵芝75克，丹参50克，当归50克，酒精500毫升。

【制作】 将所有药品都放入酒精中浸泡半月后取出浸泡液。

【用法】 每日早、晚各涂擦斑秃部位。

【功效】 生发。

(4) 灵芝茶

【处方】 灵芝10克。

【制作】 将灵芝切成薄片，水冲泡或煎煮。

【用法】 代茶饮。

【功效】 可用于治疗甲亢、失眠、便溏、腹泻等症。

92.灵芝帮您年轻美丽

随着世界和我国人口老龄化的到来，如何提高生命效率、延长人类寿命已引起人们普遍关注。人体的衰老是全身各组织、器官的退行性变化，是许多病理、生理过程综合作用的结果。现代医学对衰老的研究取得了一定的进展，但时至今日，对衰老的原因还没有一个明确的认识。中医学对衰老的认识，可以追溯到2000多年前《内经》提出的“肾虚衰老”学说。因虚而衰，因虚而老，历代医家论述亦多，也为今人所接受。随着人类社会的进步、生活水平的提高及全球老龄化，人们追求抗衰老药是一个必然的结果。

灵芝可以促进血液循环，强化新陈代谢，能解决黑斑、雀斑、青春痘、湿疹等皮肤问题。灵芝可以使身体功能正常化，将老化抑制在最小限度内，保持肌肤有弹力和活性，使容貌更加美丽。民间称灵芝为“长生不老”药，灵芝所含的一些寡糖类小分子物质有改善皮肤微循环，清除自由基，消除皮肤表面褐色素沉积等功效，从而能起到滋肤美容的作用。多糖、多肽等有着明显的延缓衰老、养颜护肤之功效，能延缓人体衰老。灵芝能保持和调节皮肤水分，可恢复皮肤弹性，使皮肤湿润、细腻，并可抑制皮肤中黑色素的形成和沉淀，因此用灵芝制成的各种美容制品亦成为护肤美容中的新贵，若与内服灵芝合用可标本兼顾，令全身肌肤都得到滋润和保护，使全身肌肤光滑细腻，并能有效防止细菌对肌肤的侵袭。《神农本草经》说：灵芝“益精气，坚筋骨，好颜色”。现在市面上的一些减皱霜即以灵芝为主，配以维生素制成，足见其有神奇的延年驻颜功用。故古人有服灵芝“三十日，身白如玉”之说。经常服用灵芝水可改善皮肤粗糙，消除黑斑、雀斑、皱纹、青春痘等，达到增强弹性和光泽，使衰老细胞恢复青春活力。此功效主要基于以下：

(1) 促进和调整免疫功能。对于中、老年人而言，这种促进和调整可明显延缓衰老。对于处于生长发育阶段的少年儿童而言，则可促进其免疫功能的完善，增强抗病能力，确保其健康成长。

(2) 调节代谢平衡，促进核酸和蛋白质的合成。研究表明，灵芝能促进血清、肝脏和骨髓的核酸及蛋白质的生物合成，因此可以有效地抗病防衰老。观察表明，服用灵芝以抗衰老，不仅对老年人有益，对各年龄阶段的人士都适用，因为生长发育的过程，也就是走向衰老的过程。

(3) 抗自由基作用。自由基理论认为，人体衰老是由于细胞、组织受到自由基摧残的结果，自由基是人体代谢过程中氧化还原反应产生的，是活性很强的化学基团，能使蛋白质等大分子生命物质失活，类脂质产生过氧化，从而破坏细胞膜功能，引起血管脂质沉淀。人随着岁月的流失进入老年之后，自由基产生数量增加，机体疾病逐渐增多。生物体所产生的内源性防卫自由基损伤的抗氧化剂或抗氧化剂化酶类物质（如超氧化物歧化酶，SOD）的降低，是人体衰老的一个原因。灵芝多糖有显著的拟SOD活性，可显著清除机体产生的自由基，从而阻止自由基对机体的损伤，防止了脂体的过氧化，保护了细胞，延缓了细胞衰老。

（4）灵芝多糖能显著促进细胞核内DNA合成能力，提高机体免疫力，提高机体耐缺氧能力消除自由基，抗放射，提高肝脏、骨髓、血液合成DNA、RNA和蛋白质的能力，并可增加细胞的分裂代数，从而延缓了机体的衰老，而延长寿命。

93．灵芝美容抗衰老小验方

（1）灵芝红枣茶

【处方】灵芝4～6克，红枣9枚。

【制作】灵芝切片，浸泡4～8小时后，与红枣同煮。

【用法】可常服。

【功效】改良虚弱体质，提高免疫力，安神养心，有助美容。

（2）灵芝三果益发汤

【处方】灵芝6克，石榴2个，椰子肉1个，龙眼肉10克，冰糖8克。

【制作】灵芝切片浸泡，与其他材料同煮。

【用法】常服。

【功效】滋养补血，乌黑头发，治脱发，早生白发，能生津解渴。

（3）灵芝鹌鹑蛋汤

【处方】灵芝60克，鹌鹑蛋12个，红枣12个。

【制作】将灵芝洗净，切成细块；红枣（去核）洗净；鹌鹑蛋煮熟，去壳。把全部用料放入锅内，加清水适量，武火煮沸后，文火煲至灵芝出味。

【用法】服时加白糖适量，再煲沸即成，可常服。

【功效】补血益精，悦色减皱。

(4) 灵芝丸

【处方】灵芝适量。

【制作】将灵芝晒干，研细为末，蒸2小时，再将其晒干，研细，炼蜜为丸，每晚6~9克贮瓶备用。

【用法】每日早晨及晚上各以酒服1丸。

【功效】益精气，悦颜色，减皱。

(5) 灵芝汤

【处方】灵芝0.5~1克。

【制作】灵芝切片煲汤。

【用法】每日3次，10~15天为1疗程。

【功效】悦色减皱。

(6) 灵芝猪蹄汤

【处方】灵芝30克，猪蹄2只。

【制作】先将灵芝浸泡，猪蹄切块，共放瓦锅中加生姜、胡椒，炖至猪蹄烂熟食用。

【用法】常服。

【功效】灵芝具有补肺益肾，健脾安神以及提高人体免疫力的作用；猪蹄中含有丰富的胶原蛋白，人体若缺乏胶原蛋白就会造成细胞脱水、弹性降低，而导致脸上皮肤松弛出现皱纹。常食此汤能抗衰老、柔嫩肌肤、减少皱纹、护肤美容。

(7) 灵芝琼花露

【处方】灵芝、桑椹、枸杞子各30克，芍药15克，丁香9克，蜂王浆3克。

【制作】共入1000克白酒中密封浸泡半年。

【用法】起封后每次取服10克，可用果汁稀释，每天1~2次。

【功效】年老体弱者长期饮用，有滋补强身、抗老防衰作用。

94．灵芝的神奇保健功能

当前各种污染越来越严重，人们的生存环境也更加恶劣，时时危害着人们的健康。灵芝具有促进代谢和排毒功能，使机体少受危害。人体自身有一整套完善的调节系统，它们相互作用，保持身体处于一个相对稳定的动态平衡，也就是现在所说的稳态。如人体的神经系统、心脑血管系统、内分泌系统、免疫系统通过自我调节和相互调节，适应内、外环境的变化，使之保持正常，身体才能健康。

以前我们认为人除了健康就是疾病，但现代的生物医学模式提出了在健康与疾病之间存在第三种状态即“亚健康”。疾病发展模式为健康→亚健康→疾病。亚健康不是单一组织病变引起的，往往是多个器官或全身的器官出现生理功能退化造成的，没有明显的病状，所以很难找出一种明显对症的治疗药物。处于“亚健康”状态的人群急切地需要保健，如果不及时调整，身体就会进入疾病状态。由于机体免疫能力降低，患各种感染性疾病、肿瘤的机会增加。慢性病和亚健康都需要一个较长的时间调理才能恢复，而药物又都有不同程度的副作用，所以亚健康和慢性病都是不宜长期服用药物治疗的，治疗的最好方法就是运动、放松心情，食无污染的绿色食品，同时食用没有不良反应、能长期服用还有调节功能的保健品。

随着社会的不断进步，人们已不再是简单地治疗疾病，而是提倡预防疾病为主，这和古人的“上工治未病，以养生为生”、“上医医未病之病，中医医欲病之病，下医医已病之病”是一致的。因灵芝具有“主养命以应天，无毒，多服、久服不伤人”、“欲轻身益气，不老延年者”的功能，所以中老年人及“亚健康”人群与其得病后服用灵芝治疗，不如现在就服用灵芝以达到提高机体免疫力，强身健体、延缓衰老的目的。

灵芝用于保健时要小量、长期服用，会达到意想不到的预防疾病、强身健体的效果。

人们在繁忙的社会工作中，长期处于体力、精神的高度紧张、劳累，或患有慢性消耗性疾病等因素，导致机体多系统、多脏腑功能衰退，出现以持续性疲乏无力为症候群的“疲劳综合征”。最近在上海召开的“21世纪健康新视角”研讨会中，预防医学会养生保健专业委员会的专家们透露，目前我国约有75%的人处于亚健康状态，过度疲劳是引起“亚健康”的重要原因。亚健康的临床表现为时常觉得心慌、气短、浑身乏力、经常头疼、头晕；在心理上表现为精神不振、情绪低沉、反应迟钝、失眠多梦、白天困倦、注意力不集中、记忆力减退、烦躁、焦虑、易惊等；在生理上表现为疲劳、活动时气短、出汗、腰酸腿疼、心律不齐等。中晚期表现为各组织器官处于失代偿期，若不及时治疗，进一步发展，将会因神经系统、内分泌系统功能紊乱、免疫功能低下或衰退，而导致高血压、高血脂、脑动脉硬化、心肌炎、冠心病、肾病等多种器质性病变。尽管造成亚健康的原因多种多样，在没有发展成大病的时候，自己要调整好身体，所以我们要做到：①营养要均衡，脂肪类食物不可多食，亦不可不食，因为脂类营养是大脑运转必需的，缺乏脂类将影响思维。维生素要多吃，因为当人承受巨大的工作心理压力时，体内消耗的维生素C将显著增加。②及时补充灵芝与钙剂，可安神，镇静。③睡眠要充足，它能增强人的免疫力。④心态要放松，劳逸结合，户外常走动。只要长期坚持这四条，是可以调整好身体的，但贵在坚持。

95．灵芝保健小验方

（1）灵芝汤

【处方】灵芝10克。

【制作】用1碗水浸泡1晚，第2天加1碗水，放入砂锅，隔水蒸煮半小时。

【用法】长期空腹代茶饮。

【功效】强身健体。

(2) 灵芝酒

【处方】灵芝，白酒。

【制作】灵芝和白酒以1∶10的比例，密封半个月后即成。

【用法】每天1~2次口服，每次10毫升，喝时可加蜂蜜调味。

【功效】强身健体。

(3) 灵芝鸡蛋

【处方】灵芝10克，鸡蛋1个。

【制作】将灵芝切片浸泡，文火久蒸。

【用法】每日1次，晨起空腹或午餐前1小时服，可加冰糖调味。

【功效】治阳痿。

第九章　灵芝调补是一绝

虚证是由于人体正气虚弱出现的各种临床表现，通常按证候可分为气虚、血虚、阴虚、阳虚。它有先天不足和后天失调两个方面引起。先天不足如早产或某些遗传基因病变；后天失调如饮食不节、偏食、营养过剩、酗酒、吸烟；或经常过度紧张，劳逸失当，导致免疫功能失调、神经及内分泌功能紊乱、脏腑、器官功能低下，都可伤及内脏气血；或久病、年老体虚、损伤正气均可形成虚证。

虚证的主要临床表现为面色淡白或萎黄、黄褐斑、精神委靡、神疲乏力、心悸气短、自汗、大便或稀或不畅、夜尿频、疲倦乏力、少气懒言，食欲不振、腹胀、腹痛、易感冒、容易出汗、恶风怕冷，心胸隐痛、憋闷不舒、心悸怔忡、潮热盗汗、心烦少寐、腰酸膝软、耳鸣如蝉等。

中医虚证与西医的免疫力低下基本相同，患虚证的病人要适当进补，采用中药补益药有补虚扶弱的功效。中医认为，自然界是人类生存的根本，天人合一，人与自然要和谐，养生要顺应四时，中药进补也要讲究时令。中医认为“春夏养阳”，一般情况下，春夏两季不宜进补，要侧重饮食调养；冬季则是进补的主要季节，通常采用药补与食补相结合。让我们来学习四季不同的进补吧。

春季：中医认为春季主“肝”，肝主疏泄，主藏血。春季的饮食中要有丰富的蛋白质、糖类、维生素以及适量的脂肪，因为这些营养物质是维持肝脏正常代谢功能所必需的，肝虚者可食些猪肝粥、枸杞甲鱼羹等药膳。

夏季：夏季主“脾胃”，脾主运化，夏季饮食在保证营养成分均衡的前提下要清淡些。老年人要一日多餐，不可饥饱失常，不可进食肥甘厚味或不洁食物。如果病后脾胃虚弱，可选用人参或太子参泡水代茶饮用，也可选用人参大枣汤、参苓白术散。

秋季：秋季主“肺”，肺主气司呼吸。人体经过夏季高温，入秋后体质会较差，加之秋天气候干燥，容易伤肺。因此，秋天的饮食应“少辛增酸，防燥护阴”。秋季饮食可吃些有滋阴润燥功效的药膳，如二冬（麦冬、天冬）茶、银耳羹、秋梨粥、百合粥、燕窝羹等。肺脏有病又属虚证的人可选用玉屏风散、蛤蚧养肺丸等中成药。

冬季：冬季主“肾”，“肾为先天之本”、“肾藏精、主生长、生育与生殖”。中医认为，肾是人体最重要的脏器，是人体生命活力的源泉。肾的养生保健除了在日常生活中要养肾固精及情志养生外，还要多晒太阳，锻炼身体，强筋健骨。冬季的饮食调养可吃些海参粥、枸杞猪腰粥、鹿角胶粥或核桃仁粥，单味中药可吃枸杞子、鹿茸酒、鹿角胶，中成药则可选用六味地黄丸、左归丸、右归丸、七宝美髯丸、人参鹿茸丸、首乌延寿膏、人参首乌胶囊等。

药补扶正，食补重在养生，即补充人体所需的营养物质。药补和食补相配合，食借药力，药助食威，功力相济，进补效果就会更佳。灵芝就是虚证的最佳补品，一年四季适用。

96．气虚

气虚主要表现为：少气懒言、全身疲倦乏力、声音低沉、动则气短、易出汗、头晕心悸、面色萎黄、食欲不振、虚热、自汗、脱肛、子宫下垂，舌淡而胖、舌边有齿痕，脉弱等，多为功能减退，不一定有病。

有这些证候的人可选用补气健脾的药物，如党参、人参、黄芪、山药、大枣等，也可适当多吃些糯米、白扁豆、鸡肉、鸽蛋、泥鳅、鲫鱼、黄鳝等食物，或选用参芪精、北芪精、蜂王浆、参芪蜂王精等中成药。

97.血虚

血虚的主要表现为：贫血、面色萎黄或苍白、唇爪淡白、头晕乏力、眼花心悸、失眠多梦、大便干燥、舌质淡、四肢麻木，苔滑少津，脉细弱，稍运动就气喘乏力等。

有这些证候的人可选用当归、三七、阿胶、地黄、白芍、鸡血藤、乌骨鸡等养血药，或选用人参养荣丸、当归补血膏等中成药。

98.阴虚

又称阴虚火旺，俗称虚火，阴虚的主要表现为：怕热、易怒、面颊潮红、口干咽痛、大便干燥、小便短赤或黄，舌少津液，五心（两手心、两脚心与头顶心）烦热、盗汗、腰酸背痛、梦遗滑精，舌质红、苔薄或光剥，脉细数等。

有这些证候的人可选用沙参、玄参、麦冬、桑椹、百合、玉竹、黄精、石斛、枸杞子、鳖甲、龟甲、银耳等滋阴药，或适当多吃些鸭肉、兔肉、蟹肉、蜂蜜、梨、牛奶等食物，或选用六味地黄丸、桑椹膏、首乌片等中成药。

99.阳虚

又称阳虚火衰，是气虚的进一步发展，阳虚的主要表现为：除有气虚的表现外，平时怕冷、四肢不温、喜热饮、体温常偏低、腰酸腿软、阳痿早泄、小腹冷痛、乏力、小便不利，舌质淡薄、苔白，脉沉细等。

有这些证候的人可选用肉苁蓉、紫河车、淫羊藿、菟丝子、海马、蛤蚧、鹿茸、冬虫夏草等助阳药，或适当多吃些羊肉、狗肉、麻雀肉、虾等食物，或选用金匮肾气丸、人参鹿茸丸等中成药。

服鹿茸是有禁忌的，中医说“阳亢”的病人不宜服用鹿茸，从现代医学角度看，高血压、青光眼病人都属阳亢，因此这类病人要慎服鹿茸及有鹿茸配方的中成药。

100．灵芝治疗虚证小验方

灵芝具有养心安神、益气补血、止咳平喘、滋补强壮、健脑益智功能等，用于治疗失眠多梦、身体虚弱、咳嗽气喘、健忘、记忆力减退。所以灵芝对虚证有良好的治疗效果。

《神农本草经》记载：“紫芝味甘温，主耳聋，利关节，保神益精，坚筋骨，好颜色，久服轻身不老延年”。《药性论》记载灵芝“保神益寿”。《本草纲目》记载灵芝“疗虚劳”。

灵芝味甘性平，入心经，能补心血、益心气、安心神，故可用治气血不足、心神失养所致的心神不宁、失眠、惊悸、多梦、健忘、体倦神疲、食少等症。可单用研末吞服，或与当归、白芍、酸枣仁、柏子仁、龙眼肉等同用。

灵芝味甘能补，性平偏温，入肺经，能补益肺气，温肺化痰，止咳平喘，常可治痰饮证，见形寒咳嗽、痰多气喘者，尤其对痰湿型或虚寒型疗效较好。可单用或与党参、五味子、干姜、半夏等益气敛肺，温阳化饮药同用。

灵芝因有补养气血作用，故常用治虚劳气短、不思饮食、手足逆冷、或烦躁口干等症，常与山茱萸、人参、地黄等同用。

（1）灵芝粥

【处方】灵芝10克，糯米50克，小麦60克，白糖30克。

【制作】将灵芝洗净，切片，用纱布包好，糯米、小麦淘洗干净。一起放入砂锅，加水3大碗，用文火煮熟，然后捞出纱布包，加入白糖后服用。

【用法】每天服1次，晚饭后服用。

【功效】具有养心、益肾、补虚等功效，能治疗心神不宁、失眠、乏力、自汗盗汗、畏寒等症。

(2) 灵芝首乌汤

【处方】灵芝10克，制首乌20克。

【制作】将灵芝、首乌洗净，放入砂锅加水煎熬，用文火保持沸腾1小时后，倒出头煎液，再加水煎熬，取二煎液。

【用法】将所得的煎液合并，分早、晚2次服完。连服1个月以上。

【功效】具有补气、滋阴、生津等功效。能治疗体虚、乏力、腰腿酸软、面色少华等症。

(3) 紫芝桂圆汤

【处方】紫芝15克，桂圆肉10克。

【制作】将紫芝切片和桂圆一起放入砂锅加水煎煮，用文火保持沸腾1小时后，倒出头煎液，再加水煎熬，取二煎液。

【用法】将所得的煎液合并，分早、晚2次服完，连服半月。

【功效】能治疗心脾虚弱而致失眠、畏寒、食欲不振等症。

(4) 灵芝黄芪猪肉汤

【处方】灵芝15克，黄芪15克，瘦猪肉200克，料酒，精盐，葱，生姜，胡椒粉等适量。

【制作】将灵芝、生姜浸润洗净，切成薄片，葱、姜拍松；猪肉洗净入沸水，煮去血水，捞出用清水洗净，切成方块。将黄芪、猪肉、葱姜、料酒一起放入锅内，注入适量清水，用旺火煮沸，撇去浮沫，改用文火煨至猪肉熟烂，加入盐、胡椒等调味品即成。

【用法】每剂1天服完。连服1个月。

【功效】具有补气养血、补益肺肾、养心安神等功效。能治疗畏寒、乏力、纳差等症。

(5) 灵芝丸

【处方】灵芝5000克。

【制作】将灵芝剪碎研末和蜜为丸，如梧桐籽大。

【用法】每日早、晚服10丸，用温水服下。

【功效】具有养心安神、延年益智等功效。能治疗神经衰弱、失眠健忘、惊悸不安、冠心病、哮喘、糖尿病等。

（6）灵芝人参

【处方】灵芝10克，人参5克。

【制作】将灵芝切片和人参一起加水用文火共煮，捞去灵芝后，喝汤吃参。

【用法】上述量1天服完。连服1个月。

【功效】能补益强壮，治疗神经衰弱及其他慢性阳虚病引起的头昏耳鸣、心悸失眠、食欲不振、贫血萎黄、少气乏力等症。尤其适宜大病初愈或手术后应用。

（7）灵芝茶

【处方】灵芝10克。

【制作】将灵芝切成薄片或磨成粉。

【用法】沸水冲泡30分钟后服用，1剂可冲泡数次，直至水色变淡为止。常服。

【功效】具有补中益气、养颜聪耳、益寿延年等功能，适用于肾虚气弱、听觉不灵和面色少华、面有黑气（色素）、高血脂、高血压等症。

（8）灵芝刺五加茶

【处方】灵芝10克，刺五加8克，淫羊藿6克。

【制作】将灵芝、刺五加、淫羊藿切成薄片，用沸水冲泡，5分钟后即可服用。

【用法】代茶饮，直接冲泡后无茶色为止。常服。

【功效】具有壮筋骨，强心力等作用。适用于老年人体衰乏力、健忘等症。

（9）灵芝粉

【处方】灵芝。

【制作】灵芝烘干，磨成细粉。

【用法】用蜂蜜送服，每日3～5克。常服。

【功效】能治疗神经衰弱、失眠、心悸气短、疲乏无力、高血脂、高血压等。常服可显著增强抵抗各种疾病的能力。

（10）灵芝五味子汤

【处方】灵芝15克，五味子20克，刺五加20克。

【制作】将灵芝切成薄片，与五味子、刺五加一起放入砂锅内加水煎熬，用文火保持沸腾1小时后，倒出头煎，再加水煎熬取二煎液。

【用法】将所得的煎液分早、晚2次服完。每日1剂，连服15日。

【功效】能补虚强身，治疗神经衰弱、头晕、失眠、体虚乏力等症。

(11) 灵芝猪心汤

【处方】灵芝15克，猪心500克。

【制作】灵芝切片浸泡，同猪心共煮食用。

【用法】常服。

【功效】治心悸怔忡、烦躁易惊、失眠等症。

(12) 灵芝燕窝汤

【处方】灵芝1.5克，燕窝1.5克，红参0.5克，人参3克，冰糖25克。

【制作】炖服。

【用法】早、晚喝汤。

【功效】治肺虚盗汗、遗精、咳嗽、疲乏无力等症。

(13) 灵芝枸杞子牛肉汤

【处方】灵芝6克，枸杞子20克，牛肉150克，葱、蒜、油、盐各适量。

【制作】炖服。

【用法】早、晚喝汤。

【功效】补益肝肾，健脾养胃，补血，补中益气。

(14) 灵芝金菇芽菜肉片汤

【处方】灵芝6克，金菇100克，大豆芽菜150克，生姜2片，瘦肉200克。

【制作】炖服。

【用法】早、晚喝汤。

【功效】健脾开胃，祛湿除烦，降胆固醇，消肿利尿。

(15) 灵芝莲子清鸡汤

【处方】灵芝6克，莲子50克，陈皮15克，鸡1只。

【制作】炖服。

【用法】早、晚喝汤。

【功效】健脾开胃，补益身体。病后体虚，产后、手术后，脾胃虚弱，血气不足，头晕眼花，可常饮此汤。

参考文献

1. 林志彬.芝的现代研究[M]. 北京：北京大学医学出版社，2007：6.

2. 李时珍.本草纲目[M].北京：人民卫生出版社，1978.

3. 陈国良，陈惠等.灵芝治百病[M]上海：上海科学技术文献出版社，2007：4.

4. 吕明亮，曹隆枢，黄文华.灵芝栽培与应用[M].北京：中国农业出版社，2006：1.

5. 江瑞化，李鲁伟，韩世温.灵芝孢子对肿瘤细胞端粒酶的作用[J].齐鲁医学杂志，1999，14（3）：168-169.

6. 章灵华，肖培根.灵芝孢子粉提取物对实验性糖尿病的防治作用[J].中草药，1993，24（5）：246-247.

7. 包天桐，杨甲禄，王桂芬.赤芝孢子粉（肌生注射液）的药理作用[J].1988，4（4）：16-18.

8. 杨星昊，方放治.灵芝孢子粉对小鼠实验性突变和移植性肿瘤的影响[J].第一军医大学学报，2000，20（3）：245-246.

9. 吴明忠，等.灵芝孢子粉破壁前后对小鼠免疫功能影响试验[J].食用菌，2001，（6）：36-37.

10. 夏一鲁，胡常林，董为伟.灵芝保护鼠脑缺血性损害的作用机制[J].重庆医科大学学报，1999，24（3）：256-258.

11. 林志彬.灵芝从神奇到科学[M].北京：北京大学医学出版社，2008：5.

12. 崔宁，潘家祯，王鲁敏.超高压临界撞击流技术制备破壁灵芝孢子粉[J].华东理工大学学报，2004，30（6）：698-701.

13. 黄兆胜，等.段木灵芝对果蝇寿命及小鼠LPO和SOD的影响

[J]. 广州中医药大学学报，1997，14（2）：105-107.

14. 李厚勇，高晓奇，王蕊.灵芝粉毒性鉴定结果[J].卫生毒理学杂志，1997，11（3）：204.

15. 文志斌，等.灵芝合剂对实验性血栓形成的影响[J].湖南医科大学报告，1997，22（1）：15-18.

16. 衣艳君，徐承水.灵芝降血脂作用的实验研究[J].安徽师范大学学报，2001，24（1）：52-53.

17. 陈陵际，等.灵芝精粉和孢子粉混合物抑制肿瘤细胞生长的实验研究[J].癌症，2002，21（12）：1341-1344.

18. 陈润，林健，陈国忠.灵芝全芝孢子粉抗辐射作用的研究[J].海峡预防医学杂志，2007，13（2）：53-54.

19. 赵继鼎，张小青.中国灵芝科真菌资源与分布[J].真菌学报，1992，11（1）：55-62.

20. 吕明亮，曹隆枢，黄文华.灵芝栽培与应用[M].北京：中国农业出版社，2006：4.

21. 陈国良，陈惠，张玉娟.灵芝VS肿瘤[M].上海：上海科学技术文献出版社，2006：10.

22. 国家药典委员会. 中华人民共和国药典·一部[M]. 北京：化学工业出版社，2010.

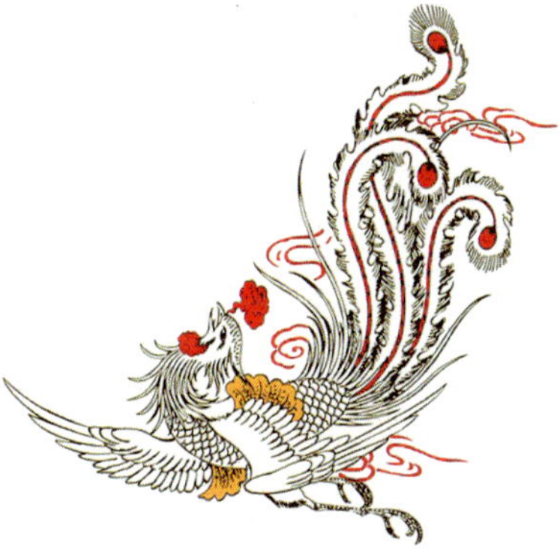

灵芝凤凰

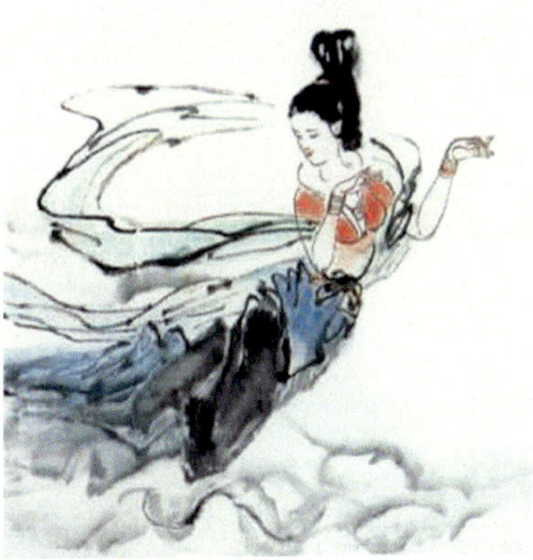

瑶姬化仙草

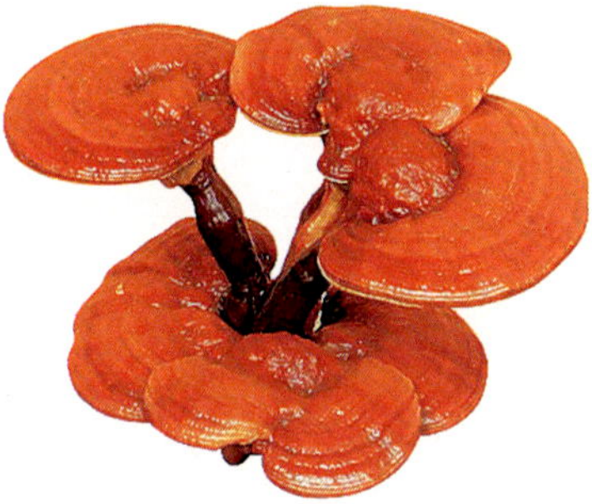

典型的灵芝形态

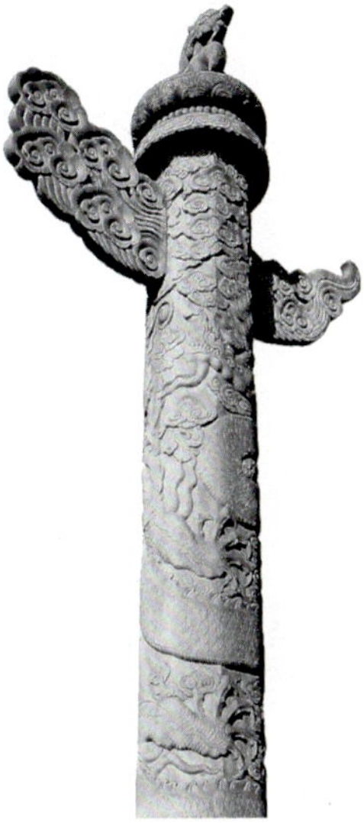

华表上的祥云是灵芝

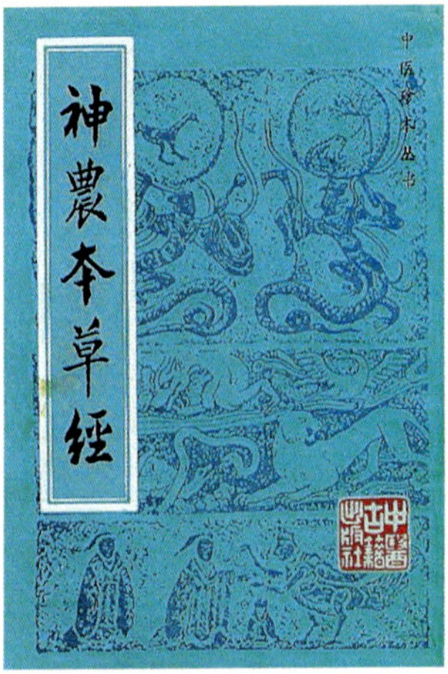

《神农本草经》古籍

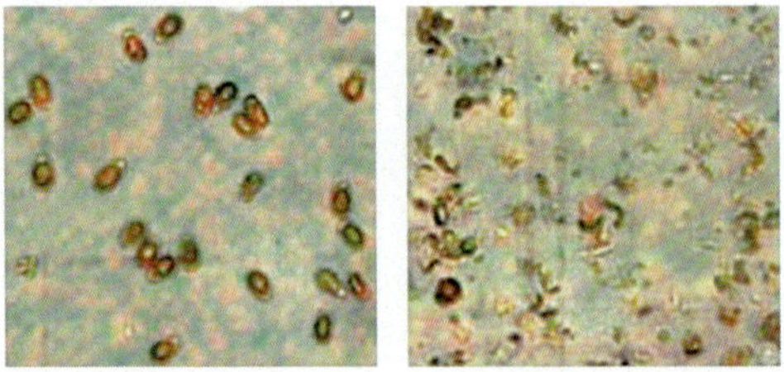

灵芝孢子破壁前后对比图

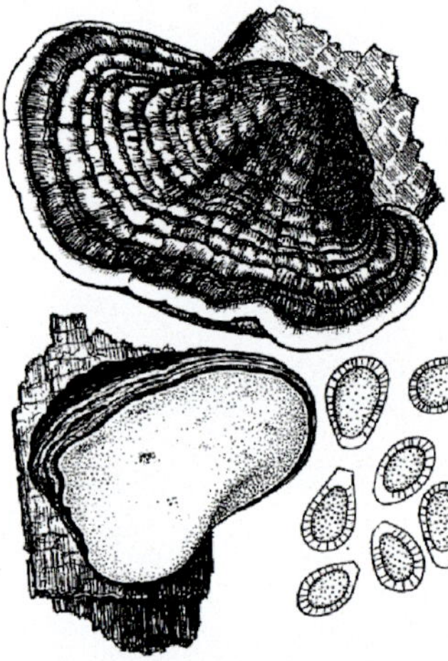

树舌灵芝的子实体

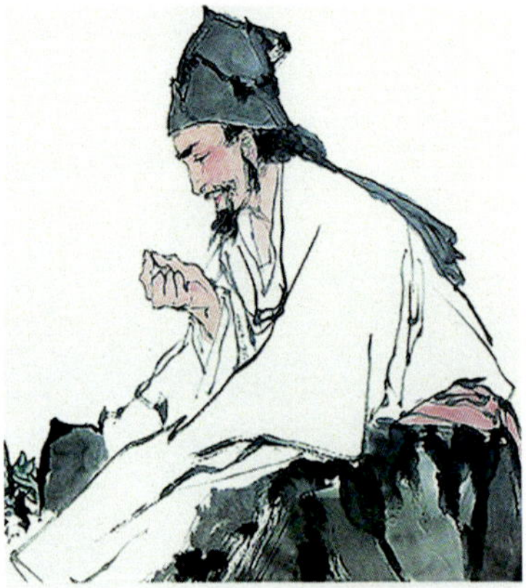

古代学者认识灵芝

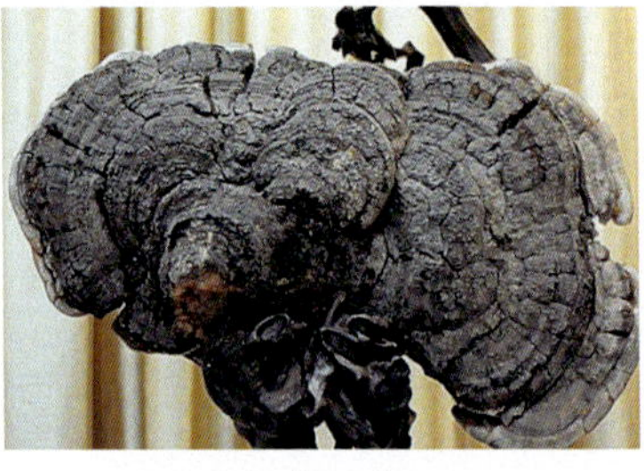

野生松针灵芝阳面

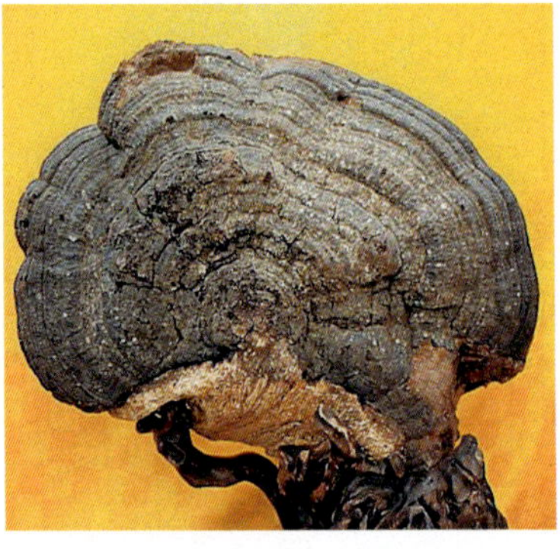

野生松针灵芝阴面

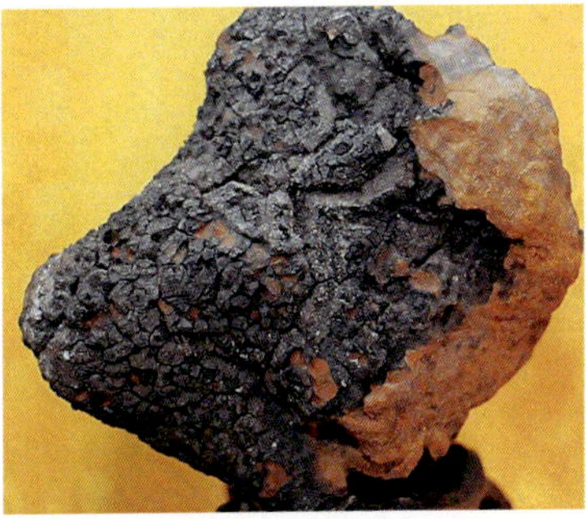

野生桦褐灵芝

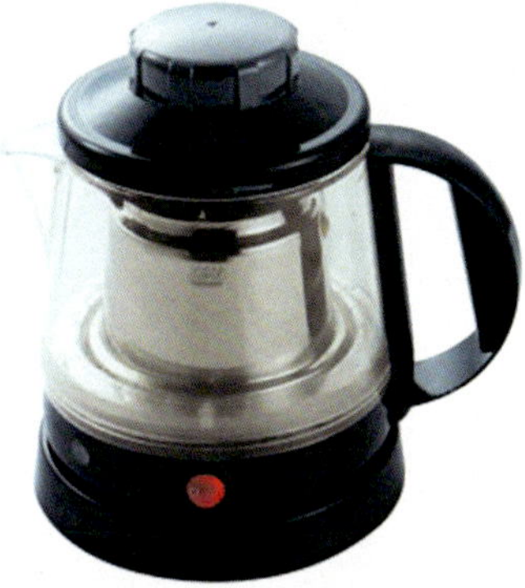

高科技灵芝煎煮壶

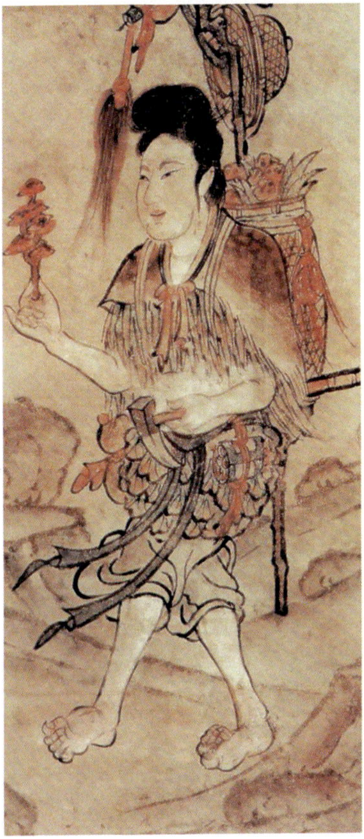

古人采集灵芝

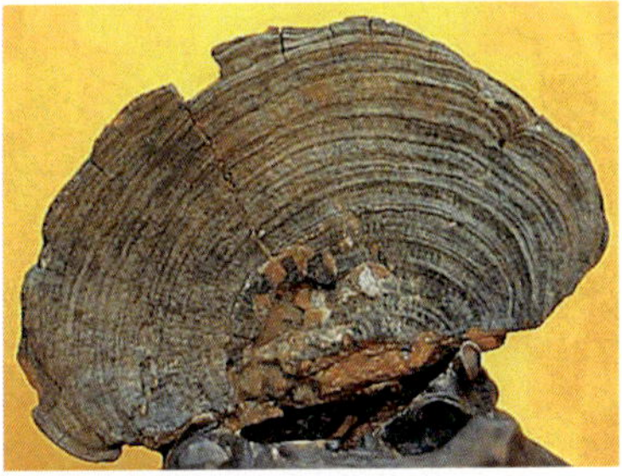

黄灵芝

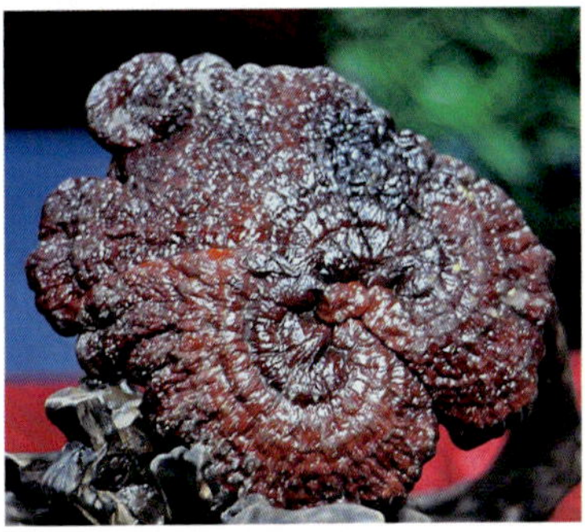

红芝

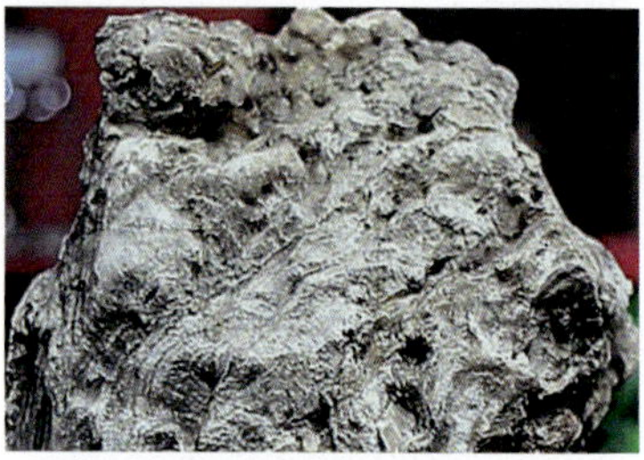

野生白灵芝

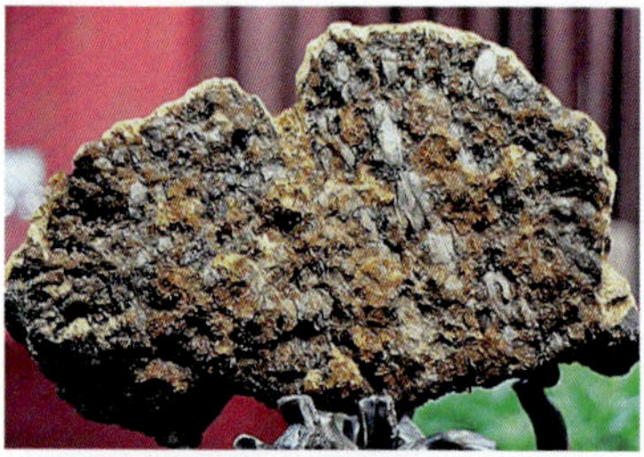

野生松针灵芝阳面

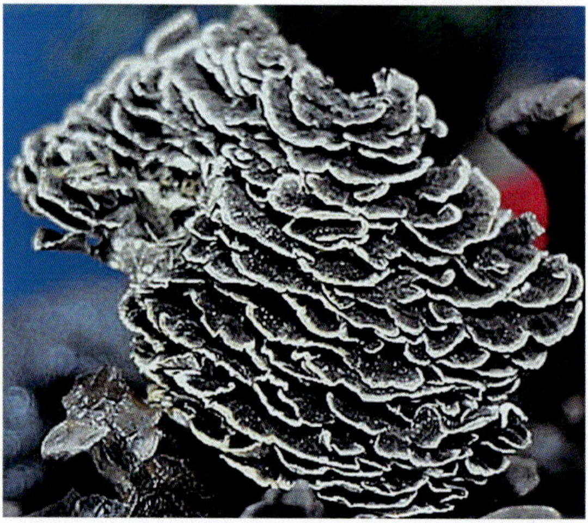

云芝

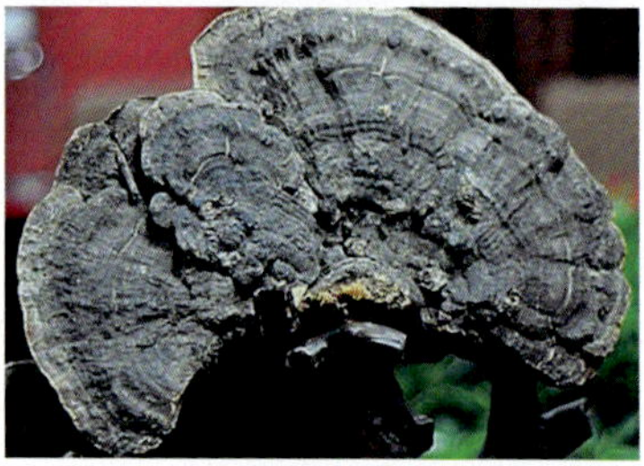

野生青灵芝

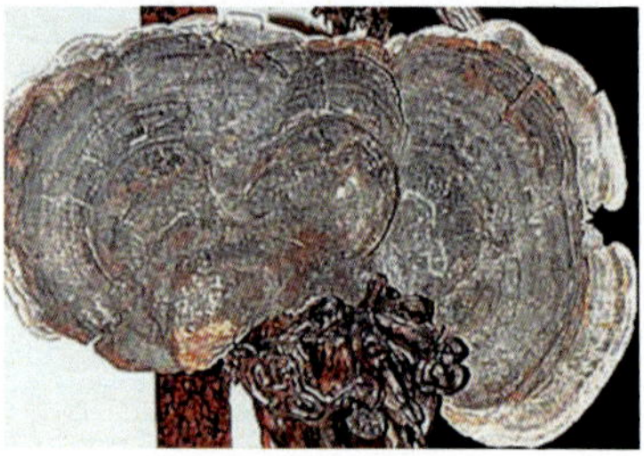

野生松针灵芝阴面

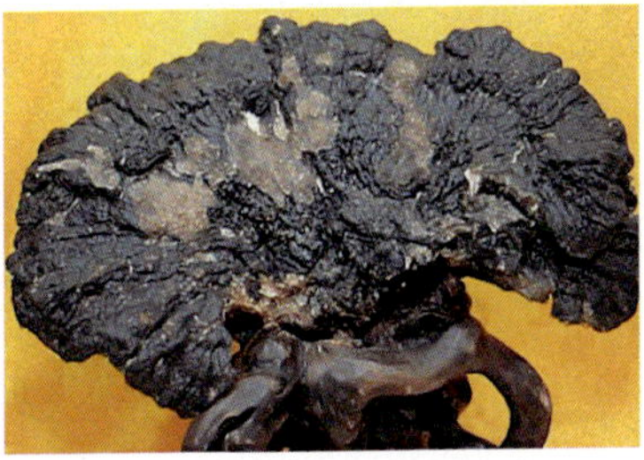

野生薄树芝

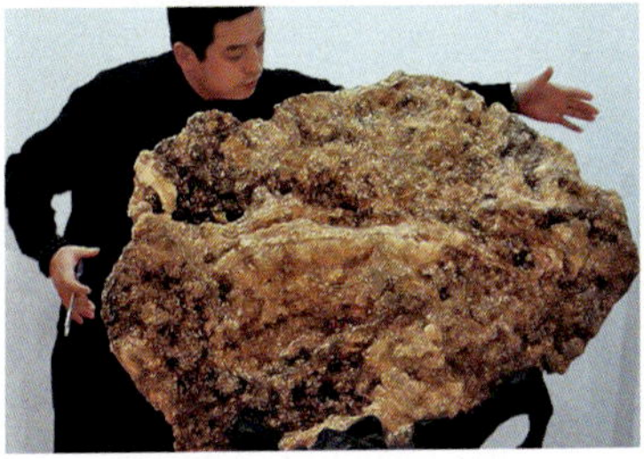

直径120厘米的野生白灵芝王

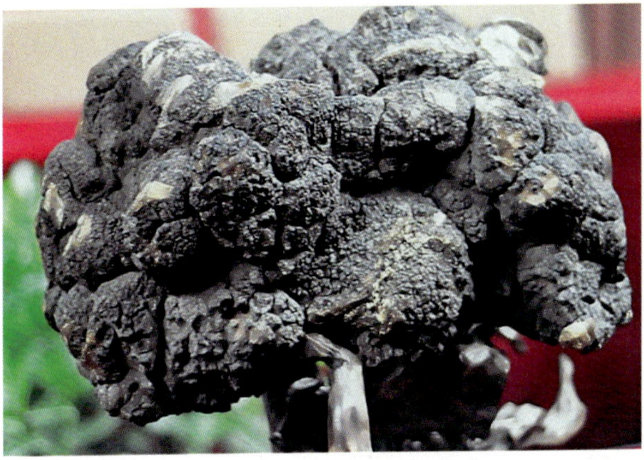

野生桦褐灵芝

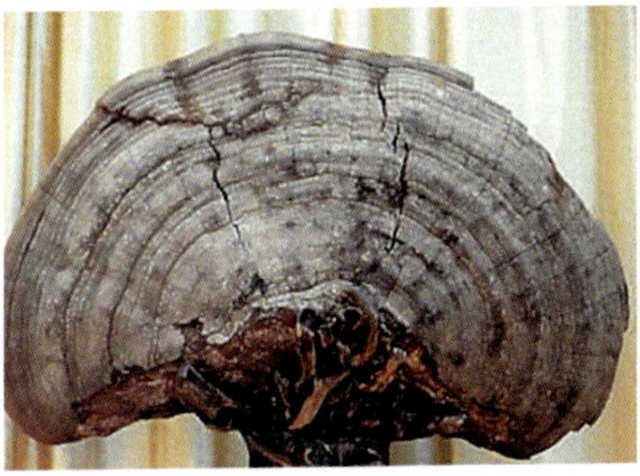

野生松针灵芝

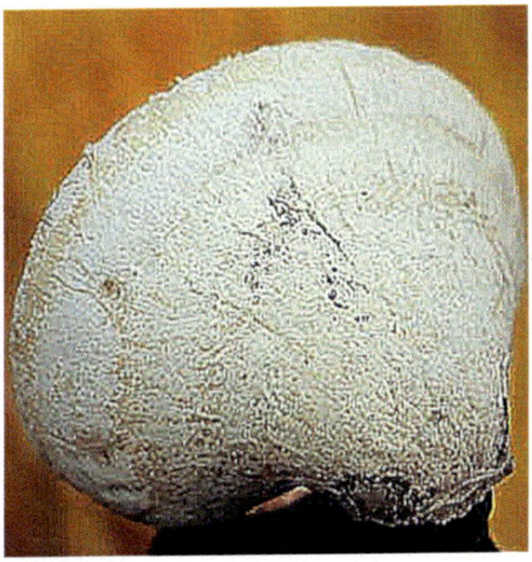

白灵芝

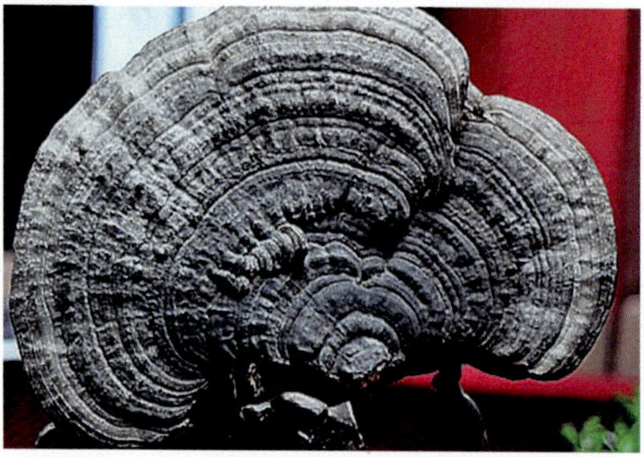

野生平盖灵芝

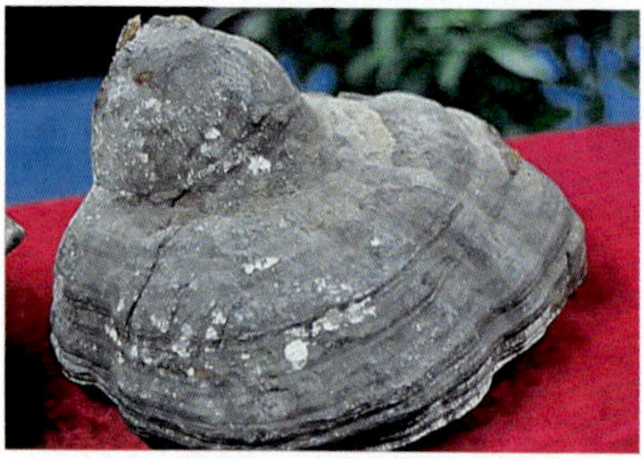

野生木蹄灵芝

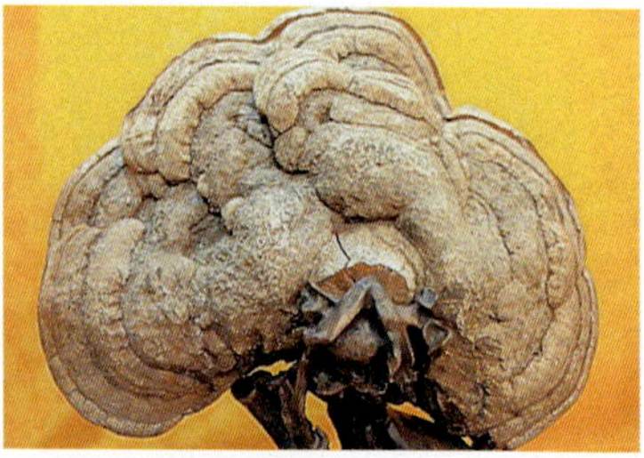

松针灵芝

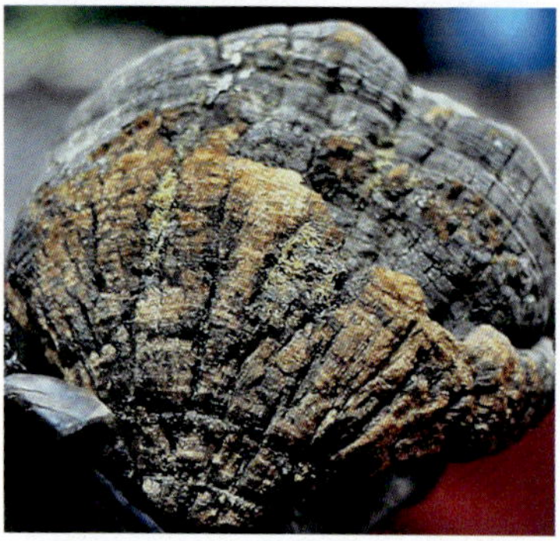

野生裂蹄灵芝

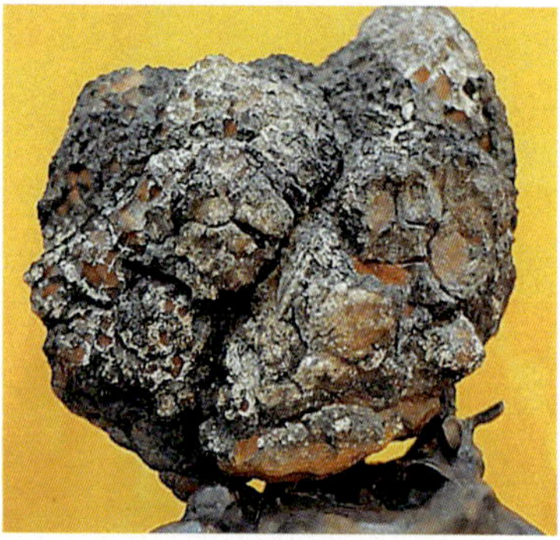

野生桦褐灵芝

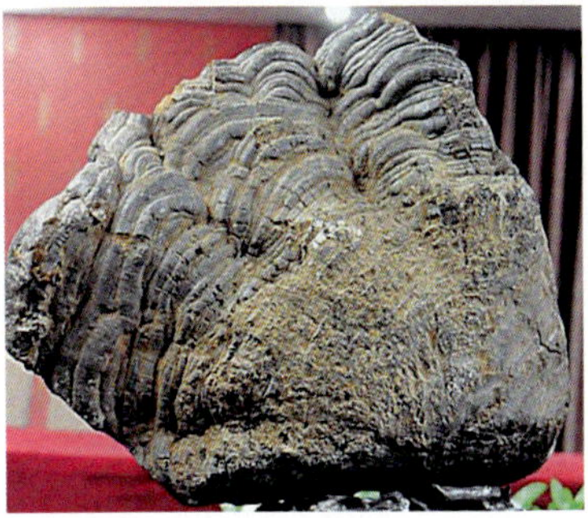

生桑黄灵芝

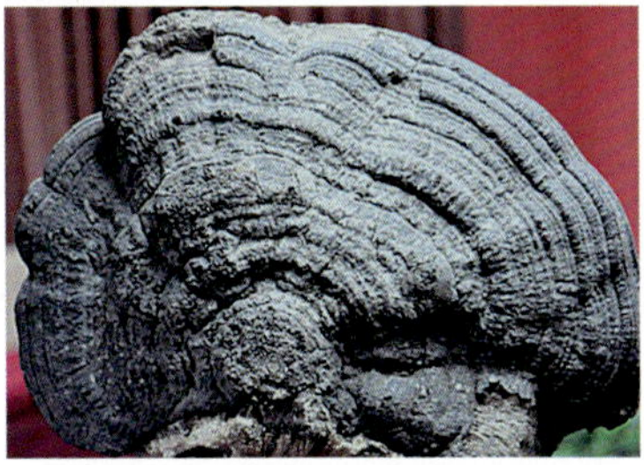

野生松针灵芝

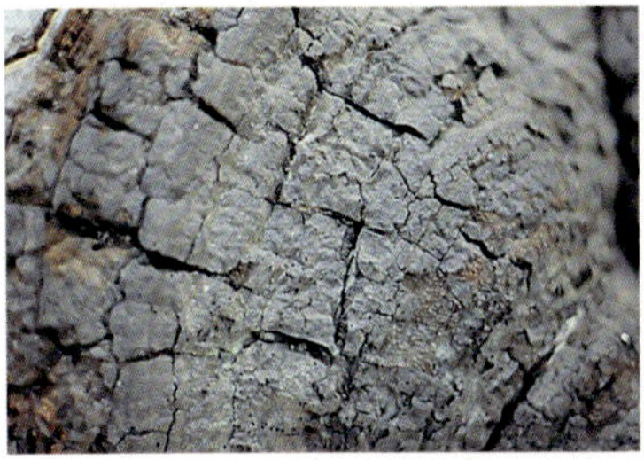

野生松针灵芝的纹理

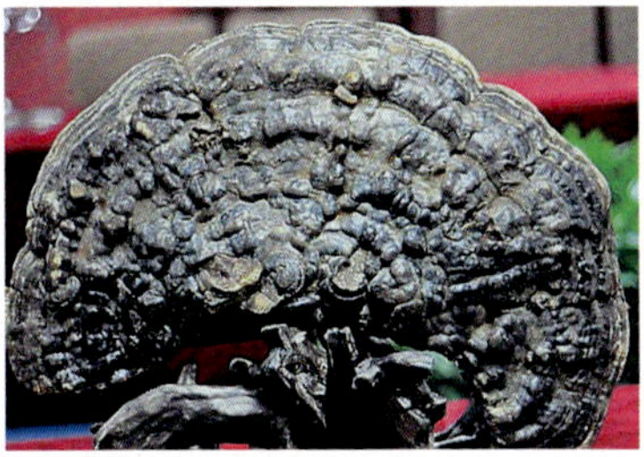

野生无柄赤芝

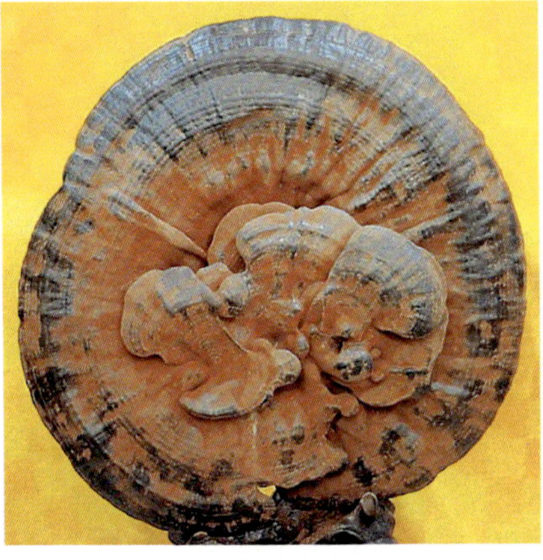

紫灵芝

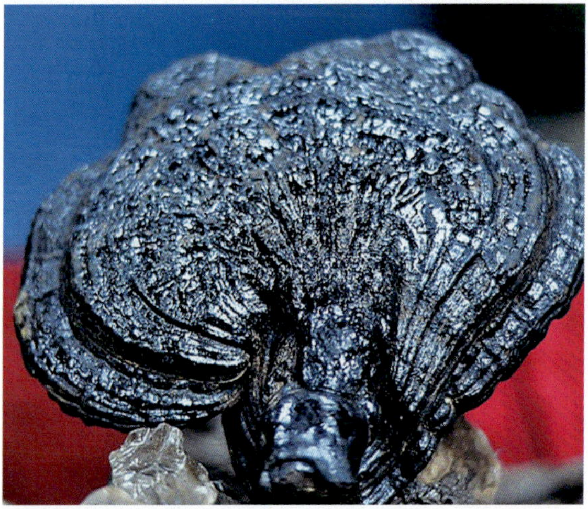

背柄紫灵芝

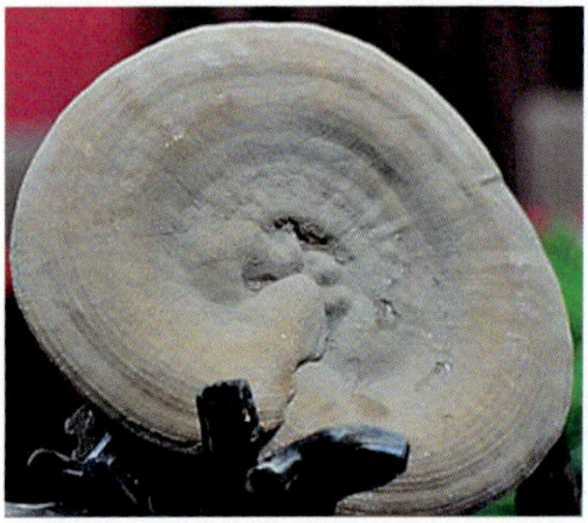

赤芝

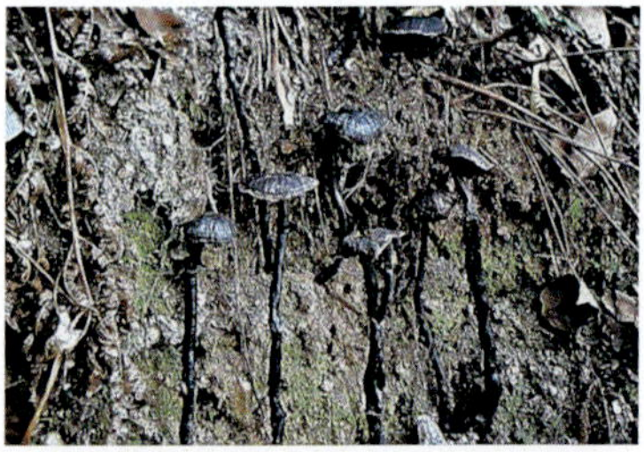

灵芝喜在弱酸的环境中生长

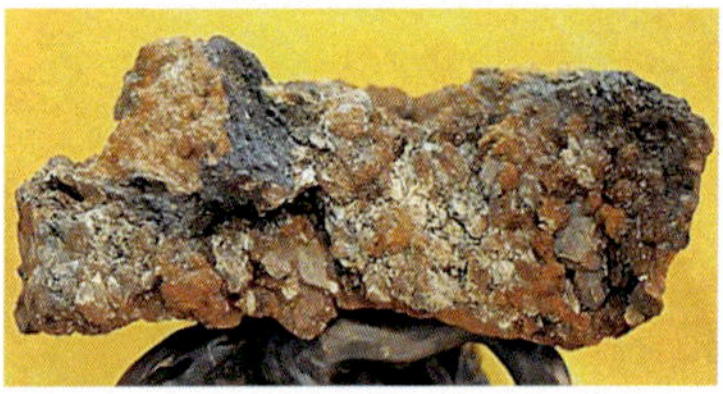

野生松针灵芝

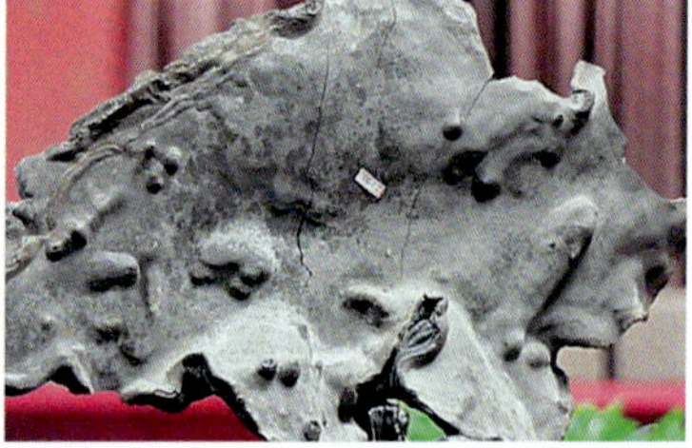

野生斑褐灵芝